Stb

Nicolaus Klein, geb. 1948, ist Heilpraktiker mit Schwerpunkt Psychotherapie. Darüber hinaus arbeitet er als Buchautor, Seminarleiter und beratender Astrologe. Die Astrologie nutzt er dabei vor allem als differenziertes Instrument zur Charakteranalyse und Erkundung der Bestimmung/Berufung eines Menschen. Weiterhin ist er ein von japanischen und koreanischen Meistern ausgebildeter Meditationslehrer, der die ZEN-Praxis beim Rinzai-ZENPatriarchen Oi Saidan Roshi studierte.

Es gibt wohl kaum eine angenehmere, im schönen Sinne »lustvollere« Form, für seine Gesundheit etwas zu tun, als diese Essenz von Taiji-Qigong-Übungen. Der Leser findet spielerisch einfache Übungen, die ohne Vorkenntnisse durchgeführt werden können. Sie sind aus über 30-jähriger Kampfkunst- und Meditationspraxis als »Essenz« entstanden und in vielen Seminaren in ihrer Wirksamkeit überprüft!

Nicolaus Klein

Auf den Schwingen des Drachen

Qi-Gong-Bewegungsmeditation
für Gesundheit, Glück
und Wohlbefinden

Stb

Für Liza

ISBN 978-3-89767-683-1

1. Auflage

Umschlaggestaltung: Murat Karaçay, Schirner,
unter Verwendung eines Motivs von Ines Schramm
Fotos: Ines Schramm, München
Satz: Elke Truckses, Schirner
Printed by: FINIDR, Czech Republic

www.schirner.com

Inhalt

Vorwort

Gesundheit, Glück, Wohlbefinden. Das sind große Worte. Ich weiß. Und wieder mal einer, der behauptet, es gäbe einen Weg zu diesem Menschheitstraum?! Wieder eines dieser Patentrezepte zum persönlichen Erfolg, die man schon zur Genüge kennt? Lehrten nicht die Geschichte und die eigene persönliche Erfahrung, dass es so etwas nicht gibt? Vielleicht ein Marketinggag oder schon wieder einer dieser mystifizierten Lehrer hinter den sieben Bergen, die mit ein paar Übungen biblisches Alter versprechen, und die es bei näherem Hinsehen nur in der rosigen Fantasie des Autors gegeben hat?

Wenn Sie nach Antworten suchen: Gesundheit, Glück und Wohlbefinden gibt es ganz offensichtlich in dieser Welt, so wie es inneren Frieden und Freude gibt. Was ich Ihnen mit diesem Buch anbieten möchte, ist auch kein Patentrezept. Es sind zwar denkbar einfache Übungen und darunter solche, die wirklich jeder ohne Probleme durchführen kann. Der einzige Haken daran ist: Nur Sie selbst können sie machen. Kein anderer für Sie. Das bleibt ganz an Ihnen hängen. Und das ist sehr unmodern in einer Zeit, in der jeder darauf vertraut, dass andere für sein Glück verantwortlich seien.

Die Geschichte wiederum lehrt nur Pessimisten, dass es Gesundheit, Glück und Wohlbefinden nicht gebe. Und, wenn Sie auf Buddha hinauswollen, den ich ja selbst in diesem Buch häufig zitiere: sein Ausspruch »Leben ist Leiden« (dukha), ist ganz anders zu verstehen, wie ich noch darlegen werde. Ich möchte auch ganz frech behaupten, dass jeder, der da sagt, nach seiner persönlichen Erfahrung gebe es Glück und Wohlbefinden nicht, noch nicht ernstlich versucht hat, daran etwas zu ändern. Vielleicht auch, weil er nicht wusste, wie. Aber diese Sorge kann ich ihm mit diesem Buch gerne nehmen.

Ich erzähle Ihnen auch nicht von irgendwelchen ungreifbaren mystischen Gestalten, die »exklusive Geheimrezepte« verteilen und Sie damit gewissermaßen zum »Eingeweihten« machen. Die allermeisten der in diesem Buch vorgestellten Übungen sind jahrtausendealt und sehr erprobt.

Schwerpunktmäßig stammen sie aus der taoistischen Tradition. Ich habe sie nur für Sie zusammengestellt. Und auch, wenn ich hie und da in »künstlerischer Freiheit« Geschichten einstreue, wie Sie gleich in der Einleitung sehen werden, so nicht deshalb, um auf einer pseudoesoterischen Modewelle der Mystifizierung von Banalitäten mitzuschwimmen. Ich greife nur bewusst zu diesem Mittel der Darstellung, weil nach meiner Erfahrung als Psychotherapeut die Seele gerne in ihrer Muttersprache angesprochen werden möchte und das ist die der Bilder und Gleichnisse. Und ich möchte Sie in Ihrer Seele berühren, mit dem, was ich zu sagen habe. Davon abgesehen gibt oder gab es die meisten der in meinen Geschichten angesprochenen Lehrer und Heiligen tatsächlich. Sie entstammen nicht imaginären »weißen Bruderschaften« und sind auch nicht von mir »gechannelt«. Ich persönlich stehe Ihnen für das ein, was ich Ihnen hier sage. Aus eigener Erfahrung. Ich glaube nicht an die Thesen, die ich hier vertrete; sie sind vielmehr in jahrzehntelanger Praxis persönlich und in von mir gegebenen Seminaren erfahren und erprobt, ich wünsche Ihnen viel Freude und gutes Gelingen beim Üben!

Einleitung

Eine spirituell interessierte Reisegruppe besuchte bei einem Japanaufenthalt den ZEN-Meister Fudoshi. Beeindruckt von dessen starker Ausstrahlung, seiner Gelassenheit und Weisheit, fragte ihn einer der Gäste, welches Rezept er denn habe, um diesen Zustand zu erreichen. Fudoshi antwortete: »Wenn ich sitze, sitze ich, wenn ich stehe, stehe ich, wenn ich gehe, gehe ich, wenn ich esse, esse ich, wenn ich spreche, spreche ich.« Die Gruppe war verwundert über diese Antwort. »Das mag schon sein«, sagten sie, »aber was machst du außerdem noch?« Sie hofften, irgendetwas Besonderes von ihm zu hören, etwas Spektakuläres oder Geheimnisvolles. Denn unser degenerierter Verstand kann nicht glauben, dass die Wahrheit so einfach ist und so offensichtlich.

Doch Fudoshi sagte noch einmal: »Ich tue nichts weiter – wenn ich sitze, sitze ich, wenn ich stehe, stehe ich, wenn ich gehe, gehe ich, wenn ich esse, esse ich und wenn ich spreche, spreche ich.«

Da wuchs der Unmut unter den Gästen ob dieser für sie so unbefriedigenden Antwort. Sie glaubten von dem ZEN-Meister in ihrem Anliegen nicht ernst genommen zu werden: »Wir machen doch genau dasselbe, warum haben wir dann noch keine Befreiung erlangt?«, warf einer ein.

Da sprach Fudoshi: »Nein, nein, ihr tut alles andere als das. Wenn ihr sitzt, so denkt ihr an das Aufstehen; wenn ihr aufsteht, dann lauft ihr schon fast; während des Laufens schiebt ihr euch einen Hot dog zwischen die Lippen, und während ihr den hinunterschlingt, sprecht ihr über das, was gestern war und das, was morgen sein wird. Ihr seid nie da, wo ihr gerade seid. Das, und nur das ist euer Problem.«

Damit stellt Fudoshi klar, was Meditation im Alltag meint. Konzentrierte, wache, entspannte Präsenz in dem, was gerade geschieht. Gleich, was geschieht. Ob sitzen, stehen, gehen, essen, sprechen. In allem die gleiche Bewusstheit. Hier und Jetzt – nur das Eine.

Dies gilt auch für unser Thema, die Meditation in Bewegung. Alleine die meditative Präsenz während der denkbar einfachen Übungen, die ich Ihnen vorstellen möchte, unterscheidet Bewegungsmeditation von bloßer Gymnastik. Es mag uns zu einfach erscheinen, dass ein so kleiner Unterschied so große Folgen zeitigen soll. Doch darüber lässt sich nicht diskutieren. Meditation ist Erfahrungssache. Wer einmal eine Übung wirklich voll bewusst erlebt hat und die damit verbundene Steigerung der (Er-)Lebensqualität bis hin zum tiefen Glücksgefühl, der weiß, wovon ich spreche. Und er weiß auch von dem klaffenden Unterschied zu dem Gefühl, das bei oberflächlicher Gymnastik entsteht.

Mein Wunsch ist, dass Sie, liebe(r) Leser(in), im Üben nach diesem Buch bald zu denen gehören, die Meister Fudoshi aus eigenem Erleben verstehen können und sich auf den nie endenden Weg zu vollkommenem innerem Frieden begeben.

Auch wenn es sich bei diesem Buch um ein praktisches Übungsbuch handelt, bitte ich um Ihr Verständnis, dass ich zu Beginn etwas ausholen muss, um den geistigen Hintergrund dieser Übungen zu erläutern. Für den Erfolg der Übungspraxis ist es von entscheidender Bedeutung, dass Sie nicht die einleitenden Kapitel überspringen und sich sogleich auf die Übungen stürzen. Wie aus der einleitenden Geschichte von Fudoshi hervorgeht, ist es nämlich wesentlich weniger wichtig, *was* man macht, als *wie* man es macht.

Und damit können Sie hier bereits beginnen. Lesen Sie diesen Einführungsteil ruhig, entspannt und voll bewusst, und lassen Sie sich nicht dazu verführen, innerlich schon aufzuspringen, um »schnell ein paar Übungen zu machen«.

Die Erfahrung der verschiedenen Lebensqualitäten in ein und derselben Situation hat entscheidend damit zu tun, *wie* man sich auf die entsprechende Situation einstellt, bzw. auf welche Art und Weise man mit ihr umgeht. Hier liegt der wesentliche Unterschied zwischen »exoterischer« und »esoterischer« Betrachtungsweise. Die »Exoterik« geht davon aus, dass der Erfolg einer Übung entscheidend von der technischen Durchführung der Übung bestimmt wird, beziehungsweise davon, welche Übungen man macht. Sie konzentriert sich also wesentlich auf den äußeren technischen Ablauf. Dies ist sicherlich nicht unwesentlich, gibt es doch gerade im Qigong zu den verschiedensten medizinischen Indikationen spezielle Übungen.

Nach »esoterischer« Betrachtungsweise hat die Wirkung einer Übung aber viel entscheidender damit zu tun, mit welcher Bewusstheit (Achtsamkeit) die Übung praktiziert wird. Hier geht es also um die innere Beteiligung am Geschehen, kommt es darauf an, sich auf das, was gerade abläuft, so tief als möglich einzulassen. Eine Übung kann aus dieser Sicht - und wenn sie noch so perfekt in der äußeren Durchführung ist, es ihr aber an der entscheidenden inneren Haltung fehlt - keinen wirklichen »alchemistischen« Prozess im Übenden auslösen, nämlich eine »bleierne« Seele in eine »goldene« Seele verwandeln. Vielmehr bleiben die Seele und der Geist der Übung von ihr abgespalten und damit »bleiern«. Wer aber aus Blei Gold machen möchte, muss sich innerlich mit ganzem Herzen auf die Übung einlassen, und dies im Falle der Wiederholung immer wieder »jungfräulich« neu. So kann eine einfache und unspezifische Übung - mit der rechten inneren Einstellung erlebt - unser Leben, und dies nicht nur in gesundheitlicher Hinsicht, grundsätzlich transformieren.

Die Verbesserung von Lebensqualität bis hin zu wahrem Lebenskünstlertum geht einher mit wachsender Bewusstheit im Umgang mit dem Leben. Je bewusster derselbe Lebenssachverhalt oder eben eine Körperübung wahrgenommen wird, desto intensiver und beglückender die Erfahrung...

Das größte Glück eines Menschen liegt darin, sich in seiner eigenen wahren Natur zu erleben, denn da erlebt er seinen göttlichen Ursprung, seine »Buddha-Natur«. Im Buddhismus wird dieses Erleben als *Kensho* oder als *Satori* bezeichnet, als vollbewusstes Erleben des eigenen Wesens und damit auch des Wesens des Kosmos, denn beides ist eins.

Der Taoismus betont dabei, dass man dieses erleuchtende Erlebnis der wahren eigenen Natur am besten auf dem Wege erreichen kann, auch in der äußeren Welt eins zu werden mit der Natur, sich ihr – in ihr Heimat findend – anzupassen. Diese Haltung findet Ausdruck in der Imitation von Tieren bei den berühmten »Kampfstilen« der Shaolin-Mönche, wie dem *Tigerstil*, dem *Kranichstil*, dem *Drachenstil*, *Schlangenstil* und vielen anderen. Besonders wichtig ist hierbei aber wiederum nicht nur die äußere Imitation von Tierbewegungen, sondern vor allem das mentale Einswerden, die Identifikation mit beziehungsweise das Aufgehen in der Bewegung. Dabei ist in der Beschreibung alter taoistischer Übungsanweisungen die bildhafte Sprache der Asiaten, die bei uns in die Lyrik verbannt wurde, sehr von Vorteil. Bilder wie »Der Drachen schöpft den Vollmond aus dem Wasser« oder »Der Kranich breitet seine Flügel aus« erscheinen dem westlichen Verstand zunächst unsachlich oder gar befremdlich unfunktionell. Doch gerade durch sie wird erst die seelische Qualität in die Übung getragen. Ohne die stimmungsschaffenden Bilder blieben die Übungen reduziert auf körperliche Akrobatik. Westliche Gymnastik würde unter Verzicht auf die seelische Qualität dieselben Übungen wohl eher so beschreiben: »Die Arme zum vorgebeugten linken Bein nach unten schwingen und kreisförmig nach links oben tragen« oder »Die Arme von unten nach oben und dann beidseitig nach links und rechts führen«. Die dürre rationale Leere solcher Beschreibung spricht für sich. Sie lässt keinerlei Seele erkennen und ist zur Einstimmung auf Übungen ungeeignet.

Im Taoismus erzählt man von dem Ausspruch eines alten Meisters, der gesagt haben soll: »Oh, Wunder über Wunder, ich gehe Holz holen und Wasser schöpfen.« Hier mag sich der Leser – ähnlich wie in der Geschichte vom ZEN-Meister Fudoshi – fragen, was es dabei so Wunderbares geben solle, Holz zu holen und Wasser zu schöpfen. Der Mensch des Alltagsbewusstseins, der nichtmeditative unzentrierte Verstand, kann hier nichts Wunderbares entdecken – allenfalls lästige Alltagsarbeit. Der meditative, achtsame, innerlich beteiligte, im Erleben partizipierende Mensch dagegen entdeckt von innen heraus das Wunder der Welt im Alltäglichen. Meditation hilft uns bei der Wiederentdeckung des Offensichtlichen, lässt uns in scheinbar alltäglichen Dingen das Wunder der Schöpfung finden. So lässt sich im achtsamen Schritt durch den Wald mit der Konzentration in den Fußsohlen das feine Knacken des Reisigs wie erstmals gehörte Musik wahrnehmen. Wir können kindliches Staunen finden im Schöpfen dieses unerklärlich silbrig fließenden Etwas, das wir so hässlich selbstverständlich Wasser nennen (oder als Ausdruck unseres aufspaltenden Verstandes H_2O). Diese Form kindlichen und doch so erwachsenen Erlebens ist für uns die eigentliche Quelle des Glücks, ganz nach dem Motto: Den Kindern ist das Himmelreich.

Einen weiteren Hinweis zum philosophischen Hintergrund der Bewegungsmeditation liefert uns folgender ZEN-Spruch: »Erst sind die Bäume Bäume und die Berge Berge und die Täler Täler; dann sind die Bäume keine Bäume, die Täler keine Täler und die Berge keine Berge mehr; schließlich sind die Berge wieder Berge, die Täler wieder Täler und die Bäume wieder Bäume.« Anfangs nehmen wir unbewusst, in naiver Zufriedenheit die Natur wahr. Dann – aus dem Paradies vertrieben durch das Naschen vom Baume der Erkenntnis – sind Bäume für uns symbolische kabbalistische Lebensbäume, nutzbarer Zellstoff, gewinnbringendes Rohmaterial, die Berge Symbole dafür, dass der Weg nach oben Kraft kostet, Ziele ehrgeiziger Gipfelstürmer, die sich die Natur untertan machen wollen, die Täler dagegen Gleichnisse dafür, dass man oft erst nach unten muss, wenn man nach oben kommen will oder (sehr prosaisch) praktische Zufahrtswege zu Gondelbahnen. Für den Weisen aber werden die Bäume wieder zu Bäumen, die Berge wieder zu Bergen, und die Täler wieder zu Tälern. Das Rauschen der Blätter, die Silhouette der Berge, die einzigartige Windung des Tales – wunderbar, beglückend. Nicht abgetrennt durch den analysierenden Verstand, kein dürres Betrachten eines distanzierten Beobachters, sondern glückliches Angekommensein, Zu-Hause-Sein, bewusstes Einssein mit der Natur.

Und so geht es in der Bewegungsmeditation nicht darum, einen möglichst leistungsfähigen Körper zu »erjoggen«, sich seine eigene Natur zwanghaft untertan zu machen, sondern zu lernen, sich achtsam einzuspüren in sich selbst und die eigene Natürlichkeit. Dabei soll die vorgeschriebene oder besser vorgeschlagene »Choreographie« des Bewegungsablaufes helfen, die Bewusstheit auf das aktuelle Geschehen zu lenken und dort zu halten.

Doch noch einmal zurück zum Grundsätzlichen:
Der Buddhismus kennt den Weg praktischer Erfahrung des »Göttlichen« – die Verwirklichung der »Buddha-Natur«, die in allen Wesen schlummert. Dieser Weg ist nach dem ZEN-Meister Dogen (1200–1256) der Weg der Transzendierung der Form durch Bewusstheit, eine körperliche Erfahrung und praktische Übung als Entwicklungsweg jenseits aller Spekulation. Üblicherweise findet dieser Prozess in der Form des ZAZEN statt (Sitzmeditation als Essenz des ZEN-Buddhismus), auch *Shikantaza*, absichtsloses Sitzen, genannt. Hier kann Erleuchtung, Befreiung vom Leid der Welt, Wesensschau (Kensho) und Satori gefunden werden.

Der ZEN-Meister Sosan beschrieb diesen Zustand, als er auf die Frage eines Schülers, was der Sinn des Lebens sei, das höchste Prinzip, was die Buddha-Natur sei, antwortete:

»Hier sitze ich auf meinem Stein, ganz für mich allein.« Was hat Sosan damit gemeint? Wohl dasselbe, was der christliche Mystiker Angelus Silesius ausdrückte, als er sagte: »Viel eher wird dir Gott, wenn du ganz müßig sitzt, als wenn du nach Ihm rennst, dass Leib und Seele schwitzt.« Oder Meister Eckehart, als er sprach:

»Ich will sitzen – und schweigen – und hören, was Gott in mir rede.«

Sosan sagt: »Hier sitze ich auf meinem Stein, ganz...«

Ganz, das meint: nur Sitzen, ganz Sitzen, nichts als Sitzen, Sitzen pur, voll bewusst, Aufgehen im Sitzen, Sitzen sein, Sitzen, bis »Es« sitzt, einfach nur (absichtslos) Sitzen: Shikantaza.

»... Ganz, für mich...«, für wen sonst? Die Erkenntnis, dass man nicht für einen anderen essen, trinken, schlafen kann und ihm auch sonst nichts wirklich Wesentliches abnehmen kann – auch er uns nicht –, wirft uns ganz auf uns zurück, gibt uns die volle Verantwortung für unser Leben, lässt uns »erwachsen« sitzen.

»... All-Ein« – eins mit Allem, nicht einsam, nicht abgetrennt von der Schöpfung, sondern Teil von ihr, Ein-Verstanden mit ihr: All-Ein. Sitzen in der praktischen Erfahrung: Ich bin in allem, alles ist in mir.

Diese Erfahrung kann aber nach buddhistischer Überzeugung nicht nur beim ZAZEN gemacht werden, sondern auch in allen anderen Alltagsverrichtungen, die zu diesem Zweck streng formalisiert sind, gleichsam eine Choreographie des Alltags, der durch Bewusstheit zum »Gottesdienst« erhoben wird.

Ebendieser Grundgedanke steht auch bei der Bewegungsmeditation im Vordergrund: Es geht darum, Bewegungsabläufe zu zelebrieren wie in heiligen Tänzen (*sacred dances*), so bewusst und damit durchseelt und vergeistigt, dass sie zum »Gottesdienst«, zum praktischen »Gebet«, werden.

Die vielen angeführten Beispiele sollen eine wichtige Gemeinsamkeit aufzeigen: Ob mir eine Bewegungsübung Schaden zufügt, ob ich sie als lästig, angenehm, zutiefst beglückend oder gar erleuchtend erfahre, liegt nicht primär an der Übung, sondern vor allem an der Art und Weise, wie ich mich auf sie einlasse. Ob ich im Sitzen Erleuchtung erfahre, liegt nicht am Sitzen, sondern wie ich sitze. Ob ich beim Holz sammeln und Wasser schöpfen Wunderbares erlebe, liegt daran, ob ich die Kunst beherrsche, richtig Holz zu sammeln und richtig Wasser zu schöpfen.

Ich hoffe, Sie nehmen mir diesen langatmig erscheinenden Vorspann nicht übel, aber ohne das bisher Gesagte wirklich begriffen zu haben, bleiben die später beschriebenen Übungen substanzlose Gymnastik.

Lassen Sie uns nun die wichtigsten Merkmale noch einmal abstrakt herausarbeiten und zu einer Art »Gebrauchsanweisung« verdichten.

1. Gebrauchsanweisung

Die Geheimnisse der Bewegungsmeditation

1. Das Prinzip der Achtsamkeit

Achtsamkeit (engl. *awareness*) meint differenziertes, präzises Gewahrsein dessen, was ist. Die Achtsamkeit wird also immer auf tatsächlich – und zwar in der lebendigen Gegenwart – Existierendes gerichtet, nie auf etwas Spekulatives oder auf Vergangenheit und Zukunft (vgl. dazu unten: Das Prinzip Präsenz). Achtsamkeit mischt sich auch nicht in den Bewegungsablauf ein, sondern »benennt« ihn quasi geistig, etwa in der Art »Ich nehme wahr, wie sich meine Arme heben« oder »Mein rechter Fuß setzt jetzt gerade mit der Ferse auf.« Dadurch bindet sie den Intellekt in das Geschehen ein, hindert ihn daran abzuschweifen. Ein zerstreuter Übender hat nicht »alle Sinne beisammen«, was sich an einem Mangel an Energie und Lebendigkeit in der Übung äußert.

Achtsamkeit kann als einer der zentralsten Begriffe in der Meditation angesehen werden. Es würde zu weit führen, alle Aspekte der Achtsamkeit hier zu besprechen. Wer dies tun möchte, sei auf die leichtverständlichen und doch sehr tiefgründigen Bücher »Das Wunder der Achtsamkeit« von Thich Nat Han, Theseus Verlag, und »Der Weg der Achtsamkeit« von Rosemarie und Steve Weissman, Hugendubel Verlag (Irisiana), verwiesen.

2. Das Prinzip der (Selbst-)Bewusstheit

Die Bewusstheit »Ich bin«, sitzend, stehend, etc., »Ich spüre mich von Kopf bis Fuß – äußerlich und innerlich«, beseelt die Übung und durchdringt sie mit geistiger Energie. So gesehen ist Selbstbewusstheit eine spezielle Form der Achtsamkeit mit der Abweichung, dass sie sich auf die so schwer fassbare Existenz des »Ich bin« ausrichtet. Bewusstheit unterscheidet sich von Achtsamkeit auch dadurch, dass ihr die Fähigkeit, die Dinge zu lenken, innewohnt, zum Beispiel: »Indem ich mich in meinem Fuß bewusst erlebe, rolle ich ihn auf dem Boden ab.« Sie bindet Gefühl (Seele) und Empfindung (Körper) in die Übung ein. So wird in Verbindung mit der Achtsamkeit (Bindung des Geistes) eine Einheit von Körper, Seele und Geist im Üben erreicht.

3. Das Prinzip der Präsenz

Präsenz bezieht sich einmal auf den zeitlichen Faktor »Jetzt« und zum anderen auf den räumlichen »Hier«. Für den zeitlichen Faktor gilt: Vergangenheit und Zukunft sind »tot«, lebendig ist nur die Gegenwart. Zum Leben erweckt werden Übungen unter anderem dadurch, dass wir in der Übung immer mehr in das berühmte »Hier und Jetzt« eintauchen. Krishnamurti soll anlässlich eines Seminars den Teilnehmern versprochen haben: »Eine Million demjenigen, der mir Zukunft bringt.« Leicht gesagt, denn das ist offensichtlich unmöglich. Es gibt immer nur lebendige Gegenwart, den einzigartigen Moment – Jetzt. Und nur hier im Augenblick können wir die Samen legen, für das, was wir unsere Zukunft nennen. Wer den Augenblick versäumt, weil er sich um die Zukunft Sorgen macht, geht in doppeltem Sinne leer aus – einmal, weil er den lebendigen Augenblick nicht genießen und erfüllen kann, zum anderen, weil er deshalb heute schlechte Samen pflanzt und diese in der Zukunft ernten muss. Fatalerweise bestätigt dies seine Zukunftsangst und verleitet ihn dazu, sich weiterhin nicht um die Gegenwart zu kümmern, sondern sich wiederum angstvoll in der toten Gedankenabstraktion Zukunft aufzuhalten. So dreht er sich ständig in einem Teufelskreis.

Diesen Fehler wollen wir in unseren Übungen nicht machen, sondern immer wieder aufs neue versuchen, unsere Aufmerksamkeit in den lebendigen Augenblick zu lenken. Die Wachheit und Präsenz, die daraus auch auf das alltägliche Leben ausstrahlt, hilft uns, heute intuitiv das Richtige zu tun, gute Samen zu pflanzen, die sich für uns in der Zukunft entfalten. Das bedeutet doppeltes Glück – heute gut und damit auch morgen gut!

Ebenso wichtig ist die räumliche Präsenz. Dazu gehört das Gefühl für Raum und Distanz. Es geht nicht nur darum, zur rechten Zeit etwas zu tun, sondern auch darum, es am rechten Ort zu tun. Das richtige Timing schulen wir am besten – wie oben beschrieben – durch das Leben in der aktuellen Gegenwart. Das Raumgefühl schult sich über spezielle Formen des (Selbst-)Bewusstseins, sich in die eigenen Hautgrenzen einspüren, nach dem Motto: Wo bin ich zu Ende, wo fange ich an. Dieses »Ich« wird zunächst beim Anfänger sehr enge Grenzen haben, die mit der physischen Hautoberfläche identisch sind. Im Laufe der Übung kann man lernen und erfahren, wie die »Hautgrenzen« sich ausdehnen, eine Art »Aura« oder »Astralleib« umfassen, bis hin zu einem Gewahrwerden des »Ätherleibes«. In manchen Kampfkünsten wird dies in den höheren Meistergraden geschult, um eine herannahende Gefahr wie einen sich von hinten anpirschenden Gegner auch außerhalb der Möglichkeiten der üblichen Sinnesorgane wahrnehmen zu können, nämlich dann, wenn er in die Grenzen der »Aura« eindringt. Eine Voraussetzung für die Schulung dieses Raumgefühls ist völlige Entspannung.

Sie kennen sicherlich aus Ihrem Alltag das Gefühl, beobachtet zu werden. Sie saßen gerade ganz entspannt im Café und drehten sich, wie einem spontanen Impuls folgend um, um so zu bemerken, wie Sie jemand aus einiger Entfernung anstarrte. Allein die Energie, die vom Blick dieses Menschen ausging und damit Ihre Aura berührte, reichte in Ihrem Entspannungszustand aus, um den Impuls auszulösen, sich umzudrehen. Wenn Sie sich freilich ins Café setzen würden, um sich vorzunehmen, dieses Experiment absichtlich zu wiederholen, würden Sie daran scheitern. In den hohen Graden der Kampfkünste möchte man aber nicht nur »zufällig« in den Genuss dieser feinen »Antennen« kommen, sondern langfristig gesehen ständig diese höchste Sensibilität spüren können. Dabei kann das Üben der Vorstellung (vgl. unten über die Vorstellungskraft) behilflich sein, die Körpergrenzen dehnten sich mit ruhigen und tiefen Atemzügen nach und nach aus. Nach und nach wächst das Gefühl für den Raum, aber mithilfe der Übung aller anderen Prinzipien der Meditation. Dieses spezielle ausgedehnte Raumgefühl darf nie dazu verleiten, die konkreten physischen Grenzen des Körpers aus der Wahrnehmung zu verlieren. Anfangs und in erster Linie ist die Präsenz auf die praktischen Empfindungen des Körpers zu richten, nämlich wo bin ich im Raum, wie bin ich im Raum.

4. Das Prinzip der Einfachheit

Wie die Beispiele des *Zazen* (Shikantaza) und des *Taiji/ Qigong-Stehens* eindrucksvoll zeigen, müssen Übungen nicht kompliziert sein, um ihre Wirkung zu entfalten. Ganz im Gegenteil, so wissen die Eingeweihten: Je einfacher die Übung, desto tiefgreifender die Wirkung.

Das Prinzip der Einfachheit gilt auch für die geistige Grundhaltung zu den Übungen. Selbst wenn wir durch unsere Einstellung diese Übungen zum Gottesdienst werden lassen und sie damit »heilig« und heilsam machen, so bleibt es gerade deshalb wichtig, dabei einfachen Geistes zu bleiben. Als Bodhidharma gefragt wurde, was das Wesen des Göttlichen sei, soll er geantwortet haben: »Offen und weit - nichts von Heiligkeit.« Ähnliches drückt man im Zen auch mit dem Rat aus, man solle nicht »nach Erleuchtung stinken«. Wer sich wahrhaft mit Spiritualität auseinandersetzt, wird sich nicht damit parfümieren, sie nicht auf bigotte Art zur Schau tragen und sich auch nicht selbst darin gefallen, sondern sich einfach und selbstverständlich geben.

Das bedeutet für unsere Übungen, dass sie weder (theatralisch) nach außen präsentiert, noch mit der Einstellung praktiziert werden sollen, dadurch etwas Besonderes zu sein.

5. Das Prinzp der Absichtslosigkeit

Das Prinzip der Absichtslosigkeit oder der Zweckfreiheit ist ein weiteres entscheidendes Merkmal meditativen Wirkens, eines, welches unserem westlichen Verstand besonders schwer eingängig ist. Denn in aller Regel haben wir gelernt, etwas zu tun, um etwas zu erreichen, ja, wir sprechen sogar davon, dass der Zweck die Mittel heilige. Diametral entgegengesetzt dagegen ist das berühmte »absichtslose Tun«, *Wu-Wei*, der östlichen Philosophie. Hier geht es darum, zu handeln um zu handeln, aus Liebe zum Handeln selbst. Dem liegt das tiefe

Vertrauen zugrunde, dass aus solchem absichtslosen Handeln die verdiente Frucht von selbst entsteht, dass sich dann ergibt, was im Einklang mit der Schöpfung steht, und nicht das, was das kleine Ich für wichtig und erstrebenswert erachtet. In der spirituellen Tradition des Westens kennen wir zwar das selbstlose Handeln. Dies geht in eine ähnliche Richtung, doch wird es im üblichen Sprachgebrauch meist mehr im Sinne des »guten Werkes« verstanden. Diese »positive« sittliche Wertung ist dem absichtslosen Tun fremd. Vielmehr wird davon ausgegangen, dass wahres absichtsloses Handeln gar keine andere Möglichkeit hat, als sich gemäß dem *Dharma*, dem göttlichen Lauf der Dinge zu ergeben. So belehrt Krishna in der Bhagavadgita den Krieger Arjuna: »... Für den Menschen aber, dessen einzige Freude das höhere Selbst ist, der von ihm erfüllt ist und allein darin Zufriedenheit findet, für den gibt es nichts zu tun. Er sieht keinerlei Zweck im Tun und Lassen, und kein Wesen im Universum könnte ihm einen Dienst erweisen. Tue deshalb weiterhin das Notwendige, ohne den Dingen verhaftet zu sein, denn ohne Verhaftung handelnd, erlangt der Mensch das Höchste.« Im letzten Satz wird wie auch im taoistischen »Wu-Wei« oder im buddhistischen »Handeln ohne zu handeln«, deutlich gemacht, was absichtsloses Tun meint: Handeln, ohne an etwas zu haften, weder zu dem Zweck, etwas zu erreichen, noch zu dem, etwas zu verhindern – gleichmütig. Dieses Handeln führt zum »Höchsten«, bewirkt den göttlichen Lauf der Dinge, weil sich keine persönliche Motivation verzerrend einmischt. Der absichtslos Handelnde erfährt tiefes Glück, weil er sich als eins mit dem göttlichen Gesetz erlebt, oder, weniger pathetisch klingend, im Einklang mit der Natur, natürlich.

Interessanterweise werden diese uralten Weisheiten durch die moderne Glücksforschung bestätigt. So kommt etwa der namhafte Glücksforscher Prof. Czikszentmihalji in seinem Bestseller »Flow – das Geheimnis des Glücks« nach Auswertung jahrzehntelanger Studien zu der Schlussfolgerung, dass »autotelisches Handeln« ein wesentlicher Faktor in glückbringendem Verhalten ist.

»Autotelisch« meint, sein Ziel in sich selbst findend, was mit Absichtslosigkeit gleichzusetzen ist. Nun ist mir natürlich bewusst, wie schwierig es ist, den Anspruch absichtslosen Übens tatsächlich praktisch umzusetzen, denn in aller Regel werden wir uns ehrlicherweise eingestehen müssen, dass wir meist handeln, um etwas zu erreichen. Sie werden die hier beschriebenen Bewegungsmeditationen wohl üben, weil Sie gesund und glücklich werden wollen, vielleicht auch, um sich zu entspannen, oder gar, um Erleuchtung zu finden. Frei von jeglicher Motivation dürften Sie aller Wahrscheinlichkeit nach nicht sein. »Warum auch«, werden Sie vielleicht entgegnen, »hätte ich gar keine Motivation, gäbe es ja wohl auch keinen Grund für mich, aktiv zu werden.« So selbstverständlich ist es uns, nur dann etwas zu tun, wenn wir einen Zweck damit verfolgen.

Doch ebendieser Zweck, diese Absicht zerstört wahre Meditation. Wir sollten – genaugenommen – schon tun, bevor es Notwendigkeit, Absicht oder Zweck gibt, ganz nach dem Satz, der Gautama Buddha in den Mund gelegt wird: »Ein gutes Pferd läuft bereits im

Schatten der Peitsche.« Tun, bevor das Scl
uns geschickt wird, um sal = Heil zu werder
Schicksalsschläge als schlechte Schüler zu
anhält. Bewegungsmeditation wird also am
willig und »vorbeugend« um der Übung willen erlebt, egal ob sich Gesundheit und Wohlbefinden einstellen oder nicht. Paradoxerweise ergibt sich in dieser zweckfreien Haltung Gesundheit viel eher, als wenn wir intensiv darauf hinarbeiten.

Das bedeutet nicht, dass es keinen Sinn macht zu üben, wenn man sich eingestanden hat, dass man damit einen Zweck verfolgt. Wir können nicht immer mit dem Optimum beginnen, und die Schöpfung ist nicht so grausam, dass sie uns jeden Erfolg vorenthält, wenn wir mit Absicht handeln, wie uns das Leben ja ganz augenscheinlich zeigt. Dennoch ist es immer wichtig, sich vor Augen zu führen, dass die letzte und wahre Essenz nur entsteht, wenn wir absichtslos tun.

6. Das Prinzip der Entspannung

Wenn man die bisherigen Kriterien (Achtsamkeit, Bewusstheit etc.) beherzigt, so ist offensichtlich, dass meditative Bewegung nichts mit sportlichem Ehrgeiz zu tun haben kann. Der persiflierende Spruch »Sport ist Mord« ist sicherlich nicht ohne Grund entstanden. Dies illustrieren auf beredte Weise die häufigen Verletzungspausen von Hochleistungssportlern und deren Gesundheitszustand im vorgerückten Alter. Ich sage dies als begeisterter Sportler mit ehedem jugendlichen Ambitionen zum Leistungssport, habe aber im Laufe meiner Entwicklung erkannt, dass ein entspannter Umgang mit dem Körper, der freudiges, gelöstes Sporttreiben nicht ausschließt, der Gesundheit und dem Wohlbefinden weit zuträglicher ist. Seit früher Jugend habe ich – anfangs Kampfsport, später Kampfkunst – betrieben, biete seit vielen Jahren selbst *Wushu*-Seminare (chin. Überbegriff für viele Kampfkünste) an und kann aus langer, eigener Erfahrung von dem Unterschied und den Wirkungen auf Körper, Seele und Geist berichten. Einer dieser Unterschiede liegt darin, dass im Sport meist der Körper vom Willen missbraucht wird, um der Leistung, des Ergebnisses willen. Es fehlt also hier schon das Kriterium der Absichtslosigkeit. In der Kampfkunst dagegen entsteht entspannte tänzerische Leichtigkeit, die es zulässt, den Körper dankbar wahrzunehmen, ja, ihn in der Bewegung zu genießen, ohne dabei eine Einbuße an »Effizienz« zu erleiden, was grobe Naturen oft vermuten. Es ist unendlich viel beglückender, Energie im Körper strömen zu spüren, als einen Packen Ziegel im Bruchtest zu zertrümmern. Doch selbst diese recht barbarische Leistung ist erst durch die Fähigkeit zu völliger Entspannung möglich, denn auf rein technischer Ebene entsteht die Energie durch die Schnelligkeit einer Bewegung, und diese wiederum setzt voraus, dass gewisse Muskelpartien voll entspannt sind, um sich nicht reflexartig als Antagonisten der für die Bewegung beanspruchten Muskelgruppe auszuwirken.

Warum ich Ihnen das erzähle, hat folgenden Grund. Ich möchte nicht, dass Sie wegen der Einfachheit der in diesem Buch vermittelten Übungen meinen, es handele sich dabei um Bewegungsmeditationen für alte, unsportliche und kränkliche Personen, die nicht mehr zu »richtiger Leistung« fähig sind. Was ich hier weitergeben möchte, ist die Essenz aus über dreißig Jahren Beschäftigung mit diesem Weg (DO).

Selbstverständlich sind diese Übungen auch für ältere und weniger leistungsfähige Menschen geeignet. Meine Seminartätigkeit hat mir aber auch gezeigt, dass Dan-Träger (Meistergrade) in Kampfsportarten oft genauso weit vom wahren Ziel entfernt sind wie relative Anfänger. Technik (*Waza*) ersetzt nicht Bewusstheit. Und einige »Schwarzgurtträger« stehen, was den bewussten Umgang mit ihrem Körper (auch der Seele und dem Geist) angeht, verspannter »neben sich selbst« als sogenannte Anfänger.

Doch zurück zum Prinzip der Entspannung. Wie entscheidend wichtig sie ist, hat sich mir in fast zwei Jahrzehnten psychotherapeutischer Arbeit offenbart. Heute kann ich sagen, dass sie zu den heilsamsten Qualitäten für die Seele (und nicht nur für sie, sondern auch für Körper und Geist) gehört. Freilich gibt es sehr verschiedene Grade von Entspannung, vom oberflächlichen kurzen »Relaxen«, über die Stadien autogenen Trainings bis hin zu tiefen, meditativen Entspannungszuständen. Wenn letztere entstehen – so ist meine Erfahrung –, lösen sich oft selbst gravierendere seelische Probleme nach und nach förmlich in Luft auf, ohne dass es einer besonderen therapeutischen Technik bedarf, ja, diese würde in vielen Fällen sogar kontraproduktiv sein. In tiefer Entspannung entwickelt offensichtlich der

»innere Arzt« seine ganze Weisheit und hilft bei der Lösung auf seine ganz individuelle Weise.

So gilt es auch bei der Bewegungsmeditation, diesen Raum der Entspannung, Gelassenheit, Gelöstheit zu eröffnen, in dem der »innere Heiler« seine Wirkung tun kann. Dazu dient in der Praxis neben der später angeführten angenehmen äußeren Umgebung vor allem die »Einstimmung« auf die Übungen, das bewusste Entspannen von Kopf bis Fuß durch schrittweises Bewusstmachen der einzelnen Körperregionen und spezielle noch zu erwähnende Übungen aus dem Qigong.

7. Das Prinzip der Langsamkeit und des Fließens

Ein bekannter Studentenaufkleber auf alten Autos lautet: »Slowlyness is holyness« (Langsamheit ist Heiligkeit). In dieser witzig gemeinten Plakette ist sehr viel Wahrheit enthalten. Denn durch die Verlangsamung von Bewegungen, wie etwa in den fließenden Taiji-Formen, wird es erst möglich, Achtsamkeit, Bewusstheit und Stille in sie hineinzutragen. Während eines Hundertmeterlaufs wäre dies zumindest sehr viel schwieriger, wenn nicht sogar unmöglich. So zählen in der Bewegungsmeditation weder die Schnelligkeit noch die Quantität der Übungen, sondern primär die Qualität der Durchführung. Die alten Großmeister übten oft nur ganz wenige Bewegungsabläufe mit dem Hinweis, dass man auch die einfachste Übung nie auslernen könne. Das Prinzip der Langsamkeit hilft uns bei der Verwirklichung der Qualität nach dem Motto: »Weniger ist oft mehr.« Lieber greifen Sie sich aus dem Angebot der unten aufgeführten Übungen nur einige heraus und lassen sich für diese viel Zeit, als den Ehrgeiz zu entwickeln, unter Zeitdruck noch schnell einen ganzen Übungskomplex abzuhaken.

Ergänzend zu der Langsamkeit muss auf alle Fälle noch das Prinzip des Fließens im Bewegungsablauf erwähnt werden, denn für den noch Ungeübten ergibt sich durch die Langsamkeit oft auch die Neigung zum Festhalten und dadurch ein stockender Bewegungsfluss. Solche »krakeligen« Bewegungen in einen gleichmäßigen Fluss wie den einer Superzeitlupenaufnahme zu bringen, ist nicht nur Äußerlichkeit. Nicht umsonst nannte der Glücksforscher Czikszentmihaly sein Buch: »Flow (Fließen), das Geheimnis des Glücks«. Das ständige Üben, ins Fließen zu kommen, führt dazu, auch in dem sich permanent verändernden Fluss des Lebens mitzuschwimmen, letztlich sogar mit dem seligen Gefühl, vom Leben(sfluss) getragen zu werden. Mit dem Fließen in der Bewegung lernen wir unterbewusst und mit Wirkung nicht nur auf die Übung, sondern für das ganze Leben, das so entscheidende und oft zitierte »Loslassen«. Heraklit sagte: *panta rei* (= alles ist im Fließen). Die gesamte Schöpfung ist in ständiger fließender Veränderung. Wer nicht von den Ambitionen seines »kleinen Ego« loslassen kann und damit nicht mit der Schöpfung fließt, leidet. Wer Leiden erlösen möchte, muss Loslassen lernen und ins Fließen kommen. Dies formuliert der Zen-Meister Hakuin in seinem Chorgesang, der zu den großen (heiligen) Texten der Menschheitsgeschichte gehört, so:

»Die Menschen sind in ihrem tiefsten Wesen
Buddha,
Wie Wasser Eis ist.
Und wie es kein Eis gibt ohne Wasser,
So gibt es ohne Buddha nicht einen Menschen.
Weh den Menschen, die in weiter Ferne suchen,
Und, was nahe liegt, nicht wissen!
Sie gleichen denen, die mitten im Wasser stehen,
Und doch nach Wasser schreien...«

Die Bezugnahme auf das Wasser ist eine geniale Metapher. Eis und Wasser – beide aus demselben Stoff: Buddha-Natur. Nur das Eis in erstarrter Form, hart und kalt, das Wasser dagegen fließend, nährend. Die meisten Menschen sind (obwohl sie die göttliche Buddha-Natur in sich tragen) in gesellschaftlichen und moralischen Klischees, familiären Abhängigkeiten, beruflichen Zwängen und festen konditionierten Verhaltensmustern wie zu Eis erstarrt. Ihr Alltag verläuft in sich ständig wiederholenden leblosen Monotonien, sich vielleicht sicher anfühlend, aber doch ohne Leben. Viele ziehen sich immer wieder in diese scheinbar schutzbietende Starre zurück, was sich auch in ihren Körperhaltungen widerspiegelt. Oft geschieht das nach dem Motto: »Lieber eine bekannte Hölle, als ein unbekannter Himmel.« Wer in den Himmel möchte (noch auf Erden), dem bleibt nichts übrig, als das Risiko einzugehen, sein Eis ins Fließen zu bringen, in den lebendigen, sich nie wiederholenden Fluss des

Lebens einzutauchen, und zu lernen, sich von ihm tragen zu lassen. Selbst-Verwirklichung (Verwirklichung der Buddha-Natur) heißt: sich fließen lassen.

So wird es auch von Richard Bach in seinem Buch: »Illusionen« formuliert. Bach benutzt hier eine ähnliche Metapher. Er spricht vom Strom des Lebens, an dessen Rand die Menschen sich verzweifelt an ihr Revier klammern, um nicht von ihm mitgerissen zu werden. Ab und zu schwebt schwerelos – vom Strom getragen – einer vorbei. Da wenden sich die Klammernden hilferufend an ihn: »Seht da, ein Erlöser, erlöse uns!« Die Antwort ist jedes Mal dieselbe: »Ihr müsst einfach loslassen, dann geschieht alles andere wie von selbst.« Doch diese Antwort führt nur zu endlosen Diskussionen zwischen den Verhafteten. Als wieder einmal ein »Erlöser« vorüberzieht, wendet sich einer, der von der Strömung schon arg geschwächt ist, an seinen noch fest im Besitzdenken verhafteten Nachbarn: »Meinst du nicht auch, der könnte recht haben?« Der Nachbar aber rät ihm ab: »Dich wird sicher ein Strudel packen und gegen Steine schleudern.« Doch der Strom des Lebens ist zu stark. Er »gart« unseren ängstlichen Kandidaten, wie wir es auch durch unsere alltäglichen Sorgen und Nöte wissen. Und so bleibt ihm nichts weiter übrig, als den »Erlösern« zu vertrauen. Er lässt los. Tatsächlich packt ihn sogleich ein Strudel und reißt ihn mit. Er prallt auch auf so manches, kommt aber schließlich in ruhigere Gewässer und lässt sich – noch ganz benommen – vom Strom tragen. Da sieht er, wie sich ihm tausendfach Hände entgegenrecken und hört, wie alle ihm zurufen: »Seht nur, ein Erlöser, erlöse uns!«

Meist besinnen wir uns leider erst dann, wenn der Strom des Lebens uns durch Schicksalsschläge mürbe gemacht hat (Schick-Sal = das zum Heil [sal] Geschickte!), für Botschaften des Loslassens zu interessieren. Aber Vorbeugen ist besser als Heilen. Und so ist es besser, schon Fließen (Schwimmen) zu lernen, bevor uns das Leben »ins Wasser« wirft.

Doch noch einmal zurück zu Hakuin. Er verrät uns in seinem Chorgesang auch gleich die Ursache der Erstarrung: Das Naheliegende nicht zu kennen. Irgendwo draußen suchen. Nicht das nehmen, was im Hier und Jetzt stattfindet. »... Sie gleichen denen, die mitten im Wasser stehen und doch nach Wasser schreien...« Nicht draußen nach Liebe schreien, wenn wir sie in uns spüren könnten – uns ganz aufmerksam uns zuwenden, liebevoll, bewusst, zum Beispiel im Sitzen. Er sagt:

Wem nur ein einmaliger Sitz sich vollendet,
dem verschwindet unermesslich aufgehäuftes Böses.
Wo sollte sich denn ein Ort der Verbannung finden für das Böse,
Wenn reines Land so nahe ist...«

In der Sitzmeditation nach und nach »reines Land« finden, darum geht es. Dann kann sich – am Ende einer langen Übungszeit – die Erfahrung machen lassen, mit der Hakuin seinen Chorgesang beschließt:

»Hier ist nichts anderes als Lotos-Land,
und dieser Leib hier
Ist nichts anderes als Buddha.«

(Damit ist natürlich nicht konkret der geschichtliche Gautama Buddha gemeint, sondern der »buddhische« Zustand. Buddha ist eigentlich ein Ehrentitel, der der »Erwachte« bedeutet, so wie Christus [= altgriechisch *chrestos*] der »Gesalbte« heißt.)

Viele dieser Weisheiten sind altbekannt. Doch oft fragt man sich, wie man sie aus der allgemeinen Abstraktion in das praktische Leben umsetzen lernen kann. Die Antwort ist einfach: Wer in Bewegungsübungen das Fließen lernt, schult nicht nur sein Körpergedächtnis, sondern auch die Seele und den Geist im Loslassen. Dies überträgt sich nach und nach wie selbstverständlich auf die Handlungen im Alltagsleben. Wir lernen so auch dort, lebendiger, präsenter und situationsadäquater zu reagieren und lösen uns aus den alten psychischen Konditionierungen.

Lassen Sie uns also unermüdlich üben, unseren eingerosteten Körper (der oft genug nur ein Sinnbild unserer erstarrten seelischen und geistigen Haltung ist) ins Fließen zu bringen wie in einer vollendeten Taiji-Form. Es lohnt sich mehr, als Sie sich momentan vielleicht vorstellen können.

8. Das Prinzip der Ruhe und Stille

Höhepunkt des Prinzips der Langsamkeit ist Ruhe, die Stille, meist auch als Essenz der Übungen betrachtet. So wird im Zen-Buddhismus Zazen, die ruhige Sitzmeditation als Essenz des Zen angesehen. Bei den taoistischen Bewegungsübungen wird dem stillen Qigong besondere Bedeutung beigemessen oder auch der stillen Stehmeditation, auch Qigong-Stehen, Taiji-Stehen oder Zen-Stehen genannt. Im Zentrum des Zyklons angekommen, herrscht die Ruhe, in der Tiefe des Ozeanischen die Stille. Hier wird die »Fülle im Nichts« wahrnehmbar, oder wie es im Zen heißt: das Donnern in der Ruhe.

9. Das Prinzip der Einheit

Das Prinzip der Einheit meint das Einswerden mit dem, was ist. Es bedeutet, aufzugehen in der Handlung, zu verschmelzen mit dem aktuellen Geschehen. Es beschreibt das Sich-Verlieren in der Schöpfung, ohne dabei die Präsenz aufzugeben. Einheit entsteht durch die bedingungslose Hingabe an das Tun und ist in dieser Hinsicht dem absichtslosen Handeln sehr verwandt. Durch das Einswerden entdeckt und erfährt man das Wirken des Göttlichen in Verbindung mit dem eigenen Tun.

Pascal soll einmal gesagt haben: »Menschliche (weltliche) Dinge muss man kennenlernen, um sie lieben zu können, göttliche Dinge muss man lieben, um sie kennenlernen zu dürfen.« Tiefes Glück, Sinnfindung und Frieden findet man in »Körperübungen« dann, wenn man sie mit Liebe ausführt. Dann kann man sie sprichwörtlich als »göttlich« erleben, als »Gottesdienst«, der damit auch im christlichen Sinne IHM gewidmet ist.

Wie aber, so werden Sie fragen, wird man ganz praktisch eins? In sich selbst schon einmal dadurch, dass wir Körper, Seele und Geist zusammentragen in der Übung, indem wir nicht Gefühle und Gedanken abschweifen lassen und den Körper damit zu mechanischem, leblosem »Funktionieren« verdammen. Dabei helfen uns andere Prinzipien der Meditation. So stellt die Achtsamkeit sicher, dass der Geist auf das präsente Geschehen konzentriert bleibt, und die (Selbst-)Bewusstheit verleiht uns die Möglichkeit, uns in der Übung zu spüren. Eine Voraussetzung für die Einheit ist also, dass wir ganz einfach alle »Sinne« beisammen haben.

Die Verschmelzung mit dem Kosmos, das hingebungsvolle Sich-Verlieren, wird dagegen erleichtert durch Anweisungen, wie sie etwa im Qigong dem Übenden gegeben werden, nämlich »Öffne dich und höre den Klang der Welten« oder »Spüre, wie es sich anfühlt, in die Unendlichkeit zu blicken.« Auch die Veden kennen einstimmende Bilder wie: »Höre den Klang OM – ohne O und ohne M.«

10. Das Prinzip der Regelmäßigkeit und Disziplin

Grundsätzlich gilt für alle Übungen: Es ist besser, regelmäßig - am besten täglich - ein wenig (Minimum 15 Minuten) zu üben, als sich phasenweise zu überfordern und dann wieder lange Pausen einzulegen. Dies entspricht auch der naturheilkundlichen Erfahrungsregel »Kleine Reize stimulieren den Organismus, starke Reize blockieren ihn, überstarke Reize zerstören ihn.«

Der ärgste Feind der Regelmäßigkeit ist mangelnde Disziplin. Immer wieder will uns unser »innerer Schweinehund« einreden, es gäbe jetzt etwas Wichtigeres, als zu üben. Was aber kann wichtiger sein, als sein Glück und seinen Frieden zu finden! Setzen Sie die Prioritäten in Ihrem Leben richtig! Diejenigen, die Verwirklichung, Befreiung, Erleuchtung erlangten, zeigen uns durch ihr Beispiel, was vorrangig ist. Es gibt unzählige Legenden, die davon berichten, dass diese Meister täglich stundenlang übten und darin ihr Glück fanden. Es ist sehr wahrscheinlich, dass hier auch der Ursprung der Entstehung von Taiji-Übungen liegt, dass nämlich einer der alten Weisen seine Glückseligkeit und sein Einssein mit der Schöpfung in ruhigen, tänzerischen Bewegungen zum Ausdruck brachte und Zeugen seines Glücks, die die tiefe Ausstrahlung und Liebe dieses Menschen sahen, daraus den Schluss zogen, die Übungen müssten Ursache seines Zustands sein. So war wohl schnell der Gedanke geboren, die Übungen niederzuschreiben und zu imitieren, um so ebenfalls des Glücks teilhaftig zu werden.

Als Anfänger soll man sich freilich nicht überfordern und stundenlang üben, selbst, wenn man dazu Zeit haben sollte. Eine Viertelstunde täglich kann ausreichen.

Die Priorität zugunsten der Übungen sollte freilich nur durch eine einzige Ausnahme gerechtfertigt sein: Wenn man sich in einer anderen - vielleicht ganz alltäglichen - Beschäftigung ebenfalls nach Maßgabe der hier angeführten Geheimnisse der Meditation mindestens fünfzehnminütig übt, denn, wie schon mehrfach erwähnt, es ist weniger wichtig, was man tut, als wie man es tut.

11. Das Prinzip des Lernens

Das Prinzip des Lernens hat in den spirituellen Lehren dieser Welt eine lange Tradition. Nicht nur, dass ganz allgemein davon gesprochen werden kann, dass Leben lernen heißt, dass wir auf diese Welt kommen, um an uns zu arbeiten und uns lernend weiterzuentwickeln. Besonders das Lehrer-Schüler-Verhältnis hat in der Spiritualität eine lange Geschichte, ob die Lehrer nun Guru, Lama, Osho, Sensei oder wie auch immer genannt werden. Ich möchte Ihnen hier einen neuen Lehrer vorstellen, den nämlich, den Sie selbst in sich (in Ihrem Herzen) tragen. Ihm sollten Sie dieselbe Hochachtung entgegenbringen, wie den Gurus draußen. Die Gefahr, dass Sie bei der Suche nach Ihrem inneren Lehrer auf die falsche Stimme hören, ist nicht größer als die, in der Außenwelt einem Scharlatan, der sich als Lehrer bezeichnet, aufzusitzen. Es ist ähnlich schwierig, drinnen wie draußen einen wahrhaften Meister zu finden. Und doch hat es den Vorteil, dass Sie wenigstens nur sich selbst missbrauchen, wenn sie auf die falsche innere Stimme horchen. Das fühlt sich ein wenig angenehmer an, als wenn dies durch einen anderen geschieht. Sie werden vielleicht einwerfen, dass so häufig auf die Notwendigkeit eines Lehrers oder Gurus hingewiesen wird. Immer wieder liest und hört man, dass es auf der spirituellen Suche nicht ohne einen Lehrer ginge. Das ist auch in Ordnung, nur kann es in dieser Einseitigkeit nicht stehen bleiben. Wie hätte sonst wohl der »erste« Meister und Begründer einer bestimmten »Schulrichtung« zum Meister werden können, wenn nicht aus sich selbst und über die eigene Erfahrung. Manchmal können einem Lehrer – wie Eltern ihren Kindern – gute und wirksame Ratschläge geben. Erproben muss man sie immer selbst. Und es soll auch genügend Fälle gegeben haben, wo der Ratschlag eines Lehrers – selbst eines sehr bemühten und liebevollen – sich eher als Schlag, denn als Rat entpuppte. Vergessen Sie nie, dass Sie sich selbst tief drinnen besser kennen, als jeder andere es vermag. Hörigkeit der fachlichen Autorität gegenüber heißt oft genug, die eigene innere Stimme zu unterdrücken.

Aus diesem Grunde ist es besonders wichtig, bei der Durchführung der Übungen immer wieder in sich hineinzulauschen, um körperliche, seelische und geistige Signale deutlich wahrnehmen zu lernen. Dies heißt nicht, dass ich Sie davor warnen wollte, bei einem Lehrer zu lernen. Dies wird oft sogar der angemessene Weg sein. Aber auch er wird nie das Gespür für Ihren eigenen Organismus ersetzen können. Sie sollten sich auch nie von einem Lehrer abhängig machen.

Darauf weist im Übrigen auch Krishnamurti ausdrücklich hin, der ja selbst von der Theosophie als der neue Weltenlehrer vorgestellt wurde und sich später ganz zum Leidwesen seiner »Groupies« von jeglicher spiritueller Vereinsmeierei distanzierte. Er wies ebenso ausdrücklich auf den Lehrer im eigenen Herzen hin und darauf, dass Hinweise von außen (und kämen sie aus noch so berufener »Meisterquelle«) immer nur als Anregungen, als Hilfe zur Selbsthilfe verstanden werden dürfen. Oft ist es ja auch nur die eigene Bequemlichkeit, die einen glauben lässt, der Meister könne etwas für einen tun, so wie manche zum Arzt gehen in der kindlichen Hoffnung, der »Onkel Doktor« mache ihnen alles Kranke weg.

Gute Lehrer erkennen Sie übrigens oft schon daran, dass sie niemanden an sich binden wollen. Das ist auch gar nicht nötig, denn Qualität spricht für sich. Außerdem gilt auch in diesem Zusammenhang der Zen-Ausspruch: »Meisterbewusstsein ist Schülerbewusstsein.« Auch und gerade als Meister ist man immer Lernender und bereit, in jeder Situation Möglichkeiten zu entdecken, die der eigenen Entwicklung dienen. Ein echter Lehrer trägt seine Meisterschaft auch nicht plakativ vor sich her. Dies drückt sich in manchen Kampfkunsttraditionen durch den Gebrauch aus, dass die höchsten Meistergrade nicht mehr den schwarzen (Meister-)Gürtel tragen, sondern wieder den weißen des (ewigen) Anfängers.

Vor allem aber möchte ich Ihnen durch diese Zeilen den Mut und das Vertrauen geben, dass Sie auch allein mit viel Erfolg diese Übungen erarbeiten können, wenn Sie nur die Prinzipien der Meditation beachten und auf Ihr Innerstes hören lernen.

Schließlich möchte ich noch auf das vielleicht wichtigste Element des Lernens hinweisen – die Geduld. Entwicklung und Wachstum können zwar begünstigt, aber nicht unnatürlich beschleunigt werden. Wenn eine schwangere Mutter ihr Kind bereits im vierten Monat gebären möchte und daraufhin unter Einsatz allen Willens jeden Tag »trainiert«, so wird ihr natürlicher Organismus trotzdem eine Frühgeburt zu verhindern wissen. Schnell und groß wachsende, genmutierte Tomaten schmecken nach wenig bis nichts, denn ihnen fehlt der natürliche Reifungsprozess. Wer damit eine unter schwierigen Bedingungen gewachsene, »unkultivierte« griechische Inseltomate vergleicht, weiß, wovon ich spreche.

Geben Sie sich Zeit! Lassen Sie sich langsam reifen, auch, wenn es dem Geist unserer Zeit so gar nicht entsprechen mag. Gebären Sie Ihre Buddha-Natur, Ihr göttliches Inneres nicht als Sieben-Monatskind. Es ist wichtig, kleine Fortschritte spüren zu lernen und sich an ihnen zu erfreuen. Spektakuläre Aktionen sind meist Eintagsfliegen. Langsam ins Fließen zu kommen, beglückt dagegen.

Eine spezielle Form der Geduld ist die richtige Dosis. Paracelsus hat so schön formuliert: »Die Dosis macht das Gift.« Die beste Sache kann zum Gift werden, wenn wir sie überdosieren. Dies geschieht besonders dann, wenn wir zu sehr nach dem Ergebnis schielen, also gegen das Gebot der Absichtslosigkeit verstoßen. Jedes Üben findet seinen natürlichen Ausgleich in den Übungspausen. Pause machen und nachspüren ist oft viel besser, als sich leistungsbezogen überreizen! Und, um noch einmal auf Paracelsus zurückzukommen: Jeder hat seine ganz persönliche Dosis, die für ihn alleine stimmt. Hier hilft nur, immer wieder in sich hineinzuhorchen, um den Bogen nie zu überspannen.

Für das Prinzip des Lernens gilt eben auch das buddhistische Gebot des »mittleren Weges«. Verbissenes Lernen hilft ebenso wenig wie Nachlässigkeit. Dies ist auch eine Dimension der folgenden kleinen Geschichte, die sehr viel über das wahre Wesen der Meditation aussagt.

Dschaudschu fragte seinen Lehrer Nantjüan: »Was ist der wahre Weg?« Nantjüan sprach: »Der alltägliche Weg ist der wahre Weg!« Da fragte Dschaudschou: »Wie kann ich den Weg finden, wie kann ich ihn erlernen?« Nantjüan sagte: »Wenn du den Weg suchst, so wirst du ihn nicht finden; wenn du ihn nicht suchst, so wirst du ihn auch nicht finden; wenn du ihn lernen möchtest, so wirst du ihn nie erlernen können, wenn du ihn aber nicht lernen möchtest, so wirst du ihn auch nie erlernen – sei offen und weit wie der Himmel – und du bist auf dem Weg!«

12. Die Bedeutung der Vorstellungskraft und ihre Auswirkung

Bei allen Übungen ist es sehr hilfreich, seine Vorstellungskraft positiv mit einzusetzen. Wie groß die Kräfte sind, die in unserer Vorstellung liegen, zeigt die Placebo-Forschung in der Medizin – leider nur von ihrer negativen Seite. Wenn ein Mensch gesundet, weil er ein Zuckerkügelchen in der Meinung einnimmt, es sei hilfreiche Medizin, so lässt dies nicht nur den Negativschluss zu, das getestete Arzneimittel sei wohl wenig wirksam, wenn selbst ein leeres Zuckerkügelchen dieselbe gesundende Wirkung auslöst. Viel interessanter ist jedoch die Beobachtung der Kraft, die offensichtlich außerhalb der materiell-chemischen Ebene liegt und ebensoviel bewirkt wie die Einnahme der stofflichen Arznei: die Vorstellungskraft. Vorstellungskraft kann nur auf der Basis unseres materiellen Weltbildes als etwas angesehen werden, was nicht existiert. Wir müssen wieder begreifen lernen, dass »Gedanken Berge versetzen können«, dass Glauben und Vertrauen – wenngleich offensichtlich immaterieller Natur – unglaubliche Kräfte darstellen. Besonders plastisch zeigt uns das der sogenannte »Experimentator-Effekt«, wie er beispielweise 1927 bis 1929 in der amerikanischen Stadt Hawthorne beobachtet wurde: Eine Elektrizitätsgesellschaft wollte dort an einem ihrer Elektrizitätswerke durch ein Experiment herausfinden, welchen Einfluss verschiedene Arbeitspausen und Erfrischungen auf die Produktivität haben. Erstaunlicherweise stellte man fest, dass unabhängig von den jeweils verschiedenen experimentellen Bedingungen die Produktivität im Verlauf der Versuche um etwa 30 Prozent alleine dadurch anstieg, dass man den Arbeitern besondere Aufmerksamkeit schenkte. Diese erwies sich offensichtlich als wirksamer als die äußeren Bedingungen, unter denen sie arbeiteten. Dieses Ergebnis ist in der Sozialpsychologie seitdem als der »Hawthorne-Effekt« bestens bekannt.

Doch zurück zu den Placebo-Forschungen in der Psychologie und der Medizin. Dort wird der Placebo-Effekt leider auch heute noch eher unter dem Aspekt einer ärgerlichen Störung traditionell-wissenschaftlicher Beweisführung gesehen. Die erwiesene Tatsache, dass ein und dasselbe Präparat sehr unterschiedlich wirkt, je nachdem, welche Einstellung der verordnende Arzt und/oder der es einnehmende Patient dazu hat, wird vornehmlich unter dem Aspekt der nicht wissenschaftlich erwiesenen materiell-chemischen Wirkung des Präparates diskutiert. Unser materialistisch-naturwissenschaftliches Weltbild geht noch immer selbstverständlich davon aus, dass eine bestimmte quantitative Menge eines Arzneistoffes bei zwei Patienten – quasi standardisiert – denselben Effekt bringen muss, völlig unabhängig von deren seelischer und geistiger Einstellung dem Präparat gegenüber. Ungleiche Wirkungen lassen nach dieser Anschauung nur den Schluss auf eine noch ungenügende quantitative Erforschung der Arzneisubstanz zu. Die Qualität der seelischen und der geistigen Bedingungen bleibt unbeachtet oder wird mit dem abfälligen Pauschalbegriff des Placebo-Effekts verdrängt. Dabei wirkt eine vertrauensvolle Grundeinstellung (Placebo) nicht nur im psychologischen Bereich, sondern sogar bei so greifbar materiellen Aktionen wie handfester Chirurgie. So wird beispielsweise bei Angina pectoris häufig chirurgisch eine Verbindung einer Thorax-Arterie mit einem Herzkranzgefäß gelegt (»mammakoronarar Bypass«). In der Testphase dieser Methode wurde einer Kontrollgruppe nur ein äußerlicher Schnitt gelegt, die Operation selbst aber nicht durchgeführt. Im Ergebnis war die Schmerzreduzierung bis hin zu den objektiv gemessenen Veränderungen im EKG (Verringerung der negativen T-Zacken) bei den tatsächlichen und den nur scheinbar Operierten jedoch gleich, die Besserung also bei der Kontrollgruppe alleine aufgrund der Macht der Vorstellungskraft eingetreten. Je stärker Menschen an das glauben, was sie tun, desto größer die Wirkung der Vorstellungskraft. Neue Behandlungsformen etwa, die von der Forschung sehr optimistisch und aussichtsreich beurteilt werden, sind bei denen, die diesen Glauben teilen, objektiv betrachtet sehr viel wirksamer als bei Skeptikern. So verringerte sich bei medizinischen Forschungen die anfängliche Wirksamkeit von 70 bis 90 Prozent bei enthusiastischen Vorschusslorbeeren auf circa 30 bis 40 Prozent »Placebo-Wirksamkeit« in den Berichten der Skeptiker. Wie man sieht, kann Glaube tatsächlich »Berge versetzen«.

Aber nicht nur in der Psychologie, Medizin und Verhaltensforschung kennt man diesen Einfluss auf Mensch und Tier, der alleine dadurch entsteht, dass man ihnen besondere Aufmerksamkeit schenkt, und der sogar spezifisch verhaltenssteuernd wirkt, wenn er mit einer bestimmten Erwartungshaltung gekoppelt ist. Nicht nur Menschen und Tiere verhalten sich generell eher so, wie es der Erwartung des »Experimentators« entspricht. Sogar in chemischen und physikalischen technischen Anordnungen wirkt sich die Erwartungshaltung und Vorstellungskraft des Experimentators nachgewiesenermaßen entscheidend auf das Ergebnis aus. Sie zerstört damit den Glauben an objektive, von der geistigen Einstellung des Experimentators unabhängige Untersuchungsergebnisse. Oft genug wurde schon nachgewiesen, dass der Experimentator im Ergebnis nur das herausfand, was vorher bereits in seiner Vorstellung und Erwartung vorhanden war. Ja, manchmal wird sogar schon scherzhaft davon gesprochen, dass Kernphysiker neue subatomare Teilchen nicht entdecken, sondern erfinden.

Die moderne Teilchenphysik liefert uns hierfür eine wissenschaftliche Erklärung, indem sie nachweist, dass die experimentellen Bedingungen auf der subatomaren Ebene sich durch die bloße Beobachtung des Experimentators verändern, dass alleine durch diese Beobachtung Teilchen aus dem Nichts entstehen. Beobachtung scheint also quasi Grundlage für das Entstehen von Existenz zu sein!

Die Macht des Denkens zeigt sich leider auch bei negativen Vorstellungen. Solche »nocebo«-Wirkungen kennt man bei Versuchspersonen, die (außer den gewünschten Arzneiwirkungen) auch die imaginären »Nebenwirkungen« von Arzneimitteln produzierten, obwohl sie nur Zuckerkügelchen einnahmen, im Glauben, das echte Präparat erhalten zu haben.

Besonders drastisch ist das Beispiel eines Kühlwagenfahrers: Er war nach Arbeitsschluss beim Entladen seines LKW so unglücklich von seiner Tür eingeschlossen worden, dass er sie von innen nicht mehr öffnen konnte. Da alle Kollegen schon nach Hause gegangen waren und so keine Chance auf Befreiung aus seinem Gefängnis bestand, wurde er mit schweren Erfrierungssymptomen am nächsten Morgen aufgefunden. Die Pointe dabei ist: Er vergaß in der Panik, dass er vor dem Entladen den Kühlthermostaten bereits ausgeschaltet hatte: Im Wagen herrschten in der Nacht plus 15 Grad Celsius. Seine eigene Vorstellung, er werde nun tiefgefroren, war so mächtig, dass sie sich gegenüber den realen Gegebenheiten durchsetzte und ihn Erfrierungssymptome produzieren ließ.

Es gibt positive Gegenbeispiele von Menschen, die in Gletscherspalten stürzten und viel länger, als man es nach medizinischen Erkenntnissen für möglich hält, am Leben blieben, nur weil sie sich vorstellten, von Sonne beschienen zu sein oder am Kachelofen zu sitzen.

Dr. Carl Simonton, ein amerikanischer Arzt, verwendet bei seiner Krebstherapie – und das nachgewiesenermaßen erfolgreich – die Imaginationskraft seiner Patienten. Er führt sie in ihrer Vorstellung an das erkrankte Organ heran und lässt sie imaginieren, dass die weißen Blutkörperchen wie eine weißgekleidete Armee die entarteten Zellen aufspüren und vernichten. Dabei reichten diese naiven »Bilderfantasien« seiner Patienten aus, um eine deutliche Verbesserung der Krankheitssituation zu erreichen, bis hin zu vollständigen Ausheilungen. Kontrollgruppen, die ohne solche Imaginationsübungen, ansonsten aber gleich behandelt wurden, schnitten im Vergleich deutlich schlechter ab.

Alle diese Beispiele sind lebendiger Beweis für die Richtigkeit eines Ausspruchs, der Buddha nachgesagt wird: »Du bist, was du denkst, und du wurdest, was du dachtest.«

Diese Zeilen machen Ihnen hoffentlich deutlich, wie wichtig Beobachtung (Achtsamkeit, Bewusstheit) und Vorstellungskraft bei der Durchführung unserer Übungen sind.

Vorstellungskraft im hier vertretenen Sinn meint übrigens nicht in erster Linie ein Wünschen, eine auf die Zukunft gerichtete Absicht, etwa im Sinne des sogenannten »positiven Denkens« nach dem Motto: »Es geht mir von Tag zu Tag immer besser und besser.« Es handelt sich hierbei nicht um Suggestion oder um eine Erwartungshaltung, die auf ein bestimmtes Ergebnis gerichtet ist. Wenn wir unsere Vorstellungskraft oder Aufmerksamkeit bei den Übungen einsetzen, so zielen wir nicht unbedingt auf den »Experimentatoreffekt« hin, dass wir durch unsere Vorstellung lenken oder gar etwas erzwingen wollen. Meditation im besten Sinne ist, wie wir gehört haben, absichtslos. Sie will keine »Magie« sein, die Leben beeinflusst oder gar zwingt. Sie geht von der Voraussetzung aus, dass der »göttliche Plan«, die göttliche Schöpfung vollkommen ist und keiner menschlichen Intervention bedarf. Meditation partizipiert am Göttlichen, sie bildet sich nicht ein, das Göttliche sei verbesserungswürdig. Da Meditation nicht zweckgerichtet auf die Zukunft hinarbeitet, wird auch die Vorstellungskraft ausschließlich auf das »Hier und Jetzt« bezogen eingesetzt, zum Beispiel: »Jetzt und hier stelle ich mir vor, auf einer Frühlingswiese unter frisch aufblühenden Obstbäumen zu stehen und die frische klare Luft mit jedem Atemzug in mich hineinzutrinken« oder: »Jetzt und hier spüre ich, wie sich meine Arme wie die Schwingen eines Albatros auf und ab bewegen.«

Solche Imaginationen (idyllische Natursituationen wie der erwachende Frühling im Obstgarten, blühende Obstbäume, hellgrün sprießende Reisfelder, die Weite des Ozeans, die sonnendurchflutete Waldlichtung oder erspürte Körperempfindungen) sind nicht harmlos-nette – von manchen vielleicht sogar als »kitschig« empfundene – Beigaben zu den Übungen, sondern sie gehören zu ihren wesentlichsten Elementen. Abgesehen davon helfen Sie uns dann, wenn wir gezwungen sind, in weniger idyllischer Umgebung zu üben. Sie bauen mental eine heilsame Atmosphäre auf und wirken dadurch viel tief greifender, als der nüchterne Skeptiker zu denken wagt. Hier hilft eben nur die praktische Erfahrung, um die Zweifel zu zerstreuen.

Die für unser westliches Empfinden in ihrem Bilderreichtum fast kindlich anmutende Beschreibung der alten taoistischen Qigong- und Taiji-Übungen nutzt diese Vorstellungskraft bewusst und erweist sich damit »erwachsener« als unsere materialistisch geprägte Betrachtungsweise. Leider passen sich heute sogar manche Qigong- und Taiji-Lehrer aus dem Osten der westlichen Mentalität so weit an, dass der Reichtum der Vorstellungskraft bei der Durchführung der Übungen durch »sachlichere« Begriffe ersetzt wird.

Wir wollen diesen Fehler nicht begehen und uns bei jeder Übung an die Kraft der Bilder und Vorstellungen erinnern!

13. Die besondere Qualität des Lächelns

Um eine besondere Variante der Vorstellungskraft handelt es sich bei der Anweisung, sich in die Qualität des Lächelns hineinzuversetzen. Damit ist das selige Lächeln der Erleuchteten gemeint. Diese Qualität ist spezieller Ausdruck von Weisheit und etwas völlig anderes als polterndes Lachen. So, wie das Leben am Anfang unerfahren, grell, bunt und laut startet, und mit den Aufklärungen stiller und abgeklärter wird, so verhält es sich auch mit dem Lächeln als mimischem Ausdruck der Abgeklärtheit. Wer das Leid der Welt ebenso gesehen und erlebt hat wie die Freuden, wird stiller, sanfter. Und doch macht Lächeln Mut, meist mehr als ein aufmunternder Prankenhieb auf die Schulter. Das mag daran liegen, dass Lächeln Mitgefühl ausstrahlt, dass es um die Schwierigkeiten weiß, ohne sich von ihnen erschlagen zu lassen. Lächeln verheißt geheimnisvolles Wissen um Lösung, wirkt lösend, entspannend und Vertrauen schenkend. Die Qualität des Lächelns medizinisch einzusetzen, ist eine uralte Tradition in der taoistischen Heilkunde. (Mehr dazu erfahren Sie im Teil III bei den gesundheitlichen Wirkungen.)

Dieses Lächeln wird bei den Übungen sowohl grundsätzlich in der Einstimmungsphase eingesetzt, als auch ganz gezielt zur Heilung erkrankter Organe, indem man diesen zulächelt – gleichsam Mut machend, Hoffnung verheißend, Vertrauen einflößend. Die Idee, bei der Imagination gerade das Lächeln in seiner einzigartigen Qualität einzusetzen, ist genialer Ausfluss einer jahrtausendealten Kultur. Sanfter und doch wirkungsvoller könnte keine andere »Geste« sein.

Freuen Sie sich darauf, dieses mächtige und doch so unscheinbar wirkende »Instrument« in Ihre Übungen einzubauen!

14. Das Ritual

Zunächst ein paar Worte zur »Choreographie« im Allgemeinen, zur Bedeutung der Form als solcher. In den meditativen Geistesschulungen der verschiedensten Traditionen finden wir das Gebot, bestimmte Formen und Rituale streng und genau zu beachten. Nicht nur in den allgemeinen klösterlichen Regeln, sondern gerade auch bei der Schulung des Geistes durch Bewegungsmeditation wird dies deutlich. Die Tempeltänze verschiedenster Religionen schreiben detailliert bestimmte Haltungen und Gesten bis hin zur Mimik vor. In den Kampfkünsten kennen wir aus China diverse Taiji-Formen, aus Japan die Kata (Übungsform im *Karate-Do, Ken-Do, Iai-Do* etc.), aus Korea die *Hyong* oder *Taeguk* (im *Tae-kwon-Do*). Diese Formen sollen zum einen dabei helfen, die Fertigkeit in den einzelnen Bewegungsabläufen (»Kampftechniken«, »Schattenboxen«) zu trainieren. Dies ist die exoterische Seite der Übung.

Der spirituelle Grund für das Training in Formen ist dabei aber, dass sich durch die Konzentration auf die richtige Ausführung der Bewegungen das Bewusstsein bindet und damit sammelt. Die Energie, die in der Bewusstheit liegt, wird so durch die Achtsamkeit bei der Durchführung der Form angesammelt. So wächst im Organismus die Lebensenergie an, die je nach Tradition mit *Qi* (China), *Ki* (Japan), *Prana* (Indien), *Pneuma* (klassisches Griechenland), *Od(em)* (europäischer Kulturkreis) etc. bezeichnet wird. Je bewusster die Form durchgeführt wird, desto mehr reichert sie sich mit dieser Energie an, bis sie sie schließlich transzendiert, was als erleuchtende Befreiung (*Satori, Kensho, Moksha* etc.) erlebt wird. Der Zen-Meister Dogen hat in seinem Grundlagenwerk *Shobogenzo* den Gedanken der Formalisierung alltäglicher Verrichtungen zu dem wesentlichen Übungsmittel schlechthin gemacht. Die Kraft, die in diesem Mittel zur Meditationsschulung liegt, habe ich in den fast zwanzig Jahren, in denen ich Zen-Sesshins abhalte, sowohl am eigenen Leibe erfahren als auch an den Teilnehmern beobachten können. Der »Gegner« bei dieser höchsten aller »Kampfkünste« ist dabei kein anderer als das eigene Ego, der innere Kampf mit sich selbst, mit seinen Ängsten, Widerständen, unausgegorenen Emotionen, dem der wahren Meisterschaft zuwiderlaufenden Ehrgeiz zu siegen oder der Überwindung des trägen »inneren Schweinehunds« beim Training. Die Einhaltung der Formen hilft dabei entscheidend. Sie schleift das kleine Ego mehr und mehr zurück, damit es dem Höheren Selbst Platz machen kann. Form ist also nicht spießiger Formalismus, sondern hilfreiche Erziehung vom Rohdiamanten zum Brillanten mit »Schliff«. In dem Moment, in dem Form zur Routine wird, wo sie zu reflexartig ablaufenden monotonen Bewegungen erstarrt, verliert sie ihre Wirkung und wandelt sich zum unlebendigen Formalismus.

Sobald wir also beim Üben entdecken sollten, dass wir einen schon bekannten Bewegungsablauf nur noch routinemäßig »abspulen«, sollten wir uns entweder darum bemühen, die Form noch genauer und bewusster zu üben, oder aber zu einer anderen Übung übergehen, die unsere Konzentration aufs neue ganz beansprucht und damit wieder energiesammelnd wirkt. Dies ist auch der Grund, warum so viele Meister darauf bestehen, eine Form bis in Details genau zu üben und dabei die Spezialitäten ihrer persönlichen »Schulrichtung« so betonen. Dabei geht es weniger um die funktionale Bedeutung der einzelnen Technik, als um die Bindung der Bewusstheit des Übenden an die Form.

So wichtig das kontinuierliche, konsequente Üben für das Gelingen ist, so groß ist die Gefahr, dabei in unlebendige Routine zu geraten. Wenn wir eine Form nicht mit Liebe und immer wieder kindlicher Offenheit aufs Neue üben, sondern als lästige »Pflicht um der Gesundheit willen« abhaken, wird der Erfolg natürlicherweise ausbleiben.

15. Die Bedeutung der Rahmenbedingungen

Was die äußeren Rahmenbedingungen anbetrifft, so gilt als besonders förderlicher Umstand ein moderates Temperaturklima, weder zu heiß noch zu kalt. Daneben ist es wichtig, sich eine möglichst angenehme, ästhetisch wohltuende Umgebung für seine Übungen auszuwählen. Die Umgebung, in der ein Mensch sich aufhält, ist nicht blanke Äußerlichkeit. Es gilt hier das Gesetz von Form und Inhalt. Das bedeutet zwar nicht immer, dass in einer harmonischen Umgebung auch entsprechende Inhalte gefunden werden. Der Schein kann hier manchmal trügen. Und doch ist nachweisbar, dass eine Umgebung von stiller Schönheit sich sehr fördernd auf den auswirkt, der sich in ihr befindet. Harmonische Rahmenbedingungen begünstigen und sind besonders für den Anfänger außerordentlich hilfreich, aber auch für den Fortgeschrittenen wohltuend. Jeder weiß, dass man schlechte Stimmung nicht durch Kosmetik verdecken kann. Man kann aber sehr wohl erfahren, wie aufbauend es ist, sich an einem Tag, an dem man »mit dem linken Bein aufgestanden ist«, zu duschen, zu pflegen und so zu kleiden, dass man sich attraktiv und gut fühlt.

Die bereits oben erwähnte psychologische Glücksforschung hat – ganz nebenbei gesagt – auch ergeben, dass ein ästhetisches und harmonisches Umfeld einen nicht unerheblichen Beitrag zum Entstehen des Glücklichseins leistet.

So gehört zu der rechten »Umgebung« für die Übungen auch, dass Sie sich einen Taiji-Anzug besorgen oder eine andere Ihnen besonders angenehme Kleidung der Übung »widmen«. Es ist nicht nötig, sich von solchen »Äußerlichkeiten« abhängig zu machen. Natürlich können Sie auch in der Jeans oder im Jogginganzug trainieren, doch es wirkt anregend und positiv einstimmend, wenn man die Übungen auch auf Umgebung und Kleidung bezogen »ritualisiert«. Schließlich liegt ja darin auch für Sie eine Möglichkeit, sich auszudrücken. Meditation hat auch viel mit der Freude zu tun, Leben zu »zelebrieren«. Griesgrämige Askese und trotzige Verleugnung schöner Dinge als unwichtige Äußerlichkeiten führen nicht zum Ziel.

Schöne Umgebung bedeutet konkret, bei Übungen im Freien einen einsamen, am besten von Passanten nicht einsehbaren Platz zu suchen. Wählen Sie eine natürliche Umgebung, die Sie persönlich besonders anspricht, denn je wohler Sie sich fühlen, desto mehr Freude bereiten auch die Übungen. Hitze oder direkte Sonneneinstrahlung sollten Sie dabei eher meiden. Am besten ist eine wohltemperierte, vielleicht sogar angenehm kühl und frisch anmutende Atmosphäre. Auch anderen zu starken Reizen sollten Sie bei der Auswahl der Umgebung aus dem Wege gehen. So idyllisch ein laut brausender Wasserfall auch sein mag, er lenkt gerade den Anfänger zu stark vom Wesentlichen ab. So romantisch ein starker Wind an der Meeresküste in den Haaren zaust, für die Meditation stellt er keine optimale Bedingung dar. Manche Qigong-Meister warnen sogar davor, Übungen bei stärker spürbarem Wind zu machen, da er das Qi quasi aus der Aura blase.

Sicherlich werden wir nicht immer ganz ideale Bedingungen vorfinden, denn nichts lässt sich erzwingen. Dann ist es besser, in geschützten Räumen zu trainieren. Auch dort können wir dazu beitragen, dass eine wohltuende, vielleicht sogar ein wenig festliche Atmosphäre entsteht. Schlichte einfache Räume, in denen Blumen gedeihen, die angenehm beleuchtet sind, eignen sich am besten. Wenn selbst das nicht möglich ist, sind wir dennoch gut vorbereitet durch das Geschenk unserer Vorstellungskraft. Auch in einer Fabrikhalle kann man vor seinem inneren Auge ein in frischem Grün sprießendes Reisfeld oder eine persönliche Lieblingslandschaft entstehen lassen.

Zu den Rahmenbedingungen kann insbesondere auch der akustische Background gerechnet werden. Wir dürfen nicht unterschätzen, wie sehr all die Geräusche, die wir wahrnehmen, unsere Befindlichkeit beeinflussen. Die Begriffe »Stimmung« oder »Stimmigkeit« sind Hinweis auf den Zusammenhang akustischer Reize mit unserer Gefühlswelt, aber auch mit unserem Empfinden dafür, was richtig ist (was stimmt). Am Tonfall in der Stimme eines Menschen können wir dessen Stimmung oft besser erkennen als in den Worten, die er spricht, und es mag kein Zufall sein, dass in unserem Gehör gleichzeitig auch unser Gleichgewichtssinn untergebracht ist, der uns dabei hilft, »aufrecht« zu sein. Niemand kann die enorme Wirkung verleugnen, die Musik auf die Gefühlswelt hat. Diese Tatsache macht sich auch die Musiktherapie zunutze. Und so wollen wir uns auch ganz bewusst machen, wie sehr wir durch die Auswahl der akustischen Rahmenbedingungen den Erfolg der Meditationen mitbestimmen. Dies können wir zum einen dadurch tun, dass wir in geschlossenen Räumen, wo dies möglich ist, eine geeignete musikalische Begleitung für unsere Übungen wählen.

Besonders empfehlenswert sind hierfür klassische »Adagios« und »Largos« von Albinoni über Bach, Händel, Mozart bis zu Massenet und anderen. Daneben eignen sich hervorragend die auch für das »westliche Ohr« sehr zugänglichen chinesischen Musikstücke aus dem darauf spezialisierten Windpferd-Verlag (zum Beispiel »Blumenmusiken«, »Teemusiken«, »Taiji-Melody« und andere). Sehr neutral und gut geeignet sind auch passende Aufnahmen von Naturgeräuschen, soweit man nicht ohnehin in unberührter Natur üben kann. Letztlich wird uns ein geeigneter akustischer Hintergrund aber immer mehr in die Richtung der Kraft der Stille führen. Im noch unausgegorenen Anfang von Entwicklungszyklen ist das Leben meist lärmend und laut, um sich mit der Höherentwicklung zunehmend leiseren, feineren Tönen zuzuwenden und schließlich in der Stille seinen Höhepunkt zu finden. Und so mag sich am Anfang meditativer Übungen musikalische Unterstützung als sehr hilfreich erweisen und doch nach und nach wachsender Stille weichen.

16. Die Bedeutung des Atems

Schließlich möchte ich noch etwas zum Atem sagen. Wie wichtig er für uns ist, muss ich nicht erwähnen. Sie können ja einmal versuchen, nur fünf Minuten ohne ihn auszukommen. Atem stellt die bedeutendste Ernährungsquelle für unseren Körper dar. Wir können, wie wir durch eigene Erfahrung feststellen, sehr lange ohne stoffliche Nahrung auskommen. Das zeigt beispielsweise ein Versuch, bei dem Probanden nach dreiwöchigem, strengem Fasten (nur Tee und Wasser) ohne Probleme an einem Marathon(»Wasa«-)Skilanglauf teilnahmen. Ohne Flüssigkeitszufuhr dagegen kommen wir schon bei weniger als neun Tagen in lebensbedrohliche Zustände. Der Atem aber muss uns nur für wenige Minuten verlassen, um unserem Leben ein Ende zu setzen. Das Leben beginnt mit dem ersten Atemzug, es endet mit dem letzten. Wenn wir von unserer leiblichen Mutter abgenabelt werden, bekommen wir eine »neue Nabelschnur«, den Atem, der uns das ganze Leben hindurch ernährend begleitet, wie die Nabelschnur durch unseren Entwicklungsprozess im Mutterleib. Wenn wir im »großen Mutterleib«, nämlich in unserem eigenen Körper und dieser Welt reif geworden sind für die »Geburt nach drüben«, den Tod, werden wir im letzten Atemzug abgenabelt, um die nächst größere Dimension zu betreten. Solange wir aber hier auf dieser Welt und in diesem Körper sind, bedeutet Atem für uns Leben. Wir können auch sagen: wie der Atem, so das Leben. An der Qualität des Atems lässt sich Lebensqualität ablesen. Ob er in der Angst wie gelähmt ist, in Wut und Erregung jagt, in der Leidenschaft intensiv wird oder in entspanntem Glück tief und rund fließt: Er zeigt uns exakt, in welcher Stimmung wir uns gerade befinden. Sollte nicht auch der Umkehrschluss erlaubt sein, dass ein durch meditative Übungen entwickelter Atem zu entsprechend positiver Lebensqualität hinführen kann, und das sogar weitgehend unabhängig von der äußeren Situation? Einen Versuch ist das sicherlich wert.

Grundsätzlich wird der Atem als Träger der Lebensenergie verstanden, was in Begriffen wie (Lebens-)Odem, Atman etc. illustriert wird. Auf den Atem zu achten, ihn zu pflegen, zu kultivieren, um ihn dann wieder ganz natürlich werden zu lassen, ist deshalb die wohl weitverbreitetste spirituelle Übung überhaupt. Sie ist nicht nur in so speziellen Übungen wie dem Pranayama des Yoga oder der Beobachtung des Atems beim Zazen und Qigong von zentraler Bedeutung, sondern wird auch indirekt geschult durch religiöse Rezitationen und Gesänge. Wie sehr der Atem mit der Verfassung unserer Seele korrespondiert, zeigen uns nicht nur die Alltagserfahrungen eines vor Angst gelähmten oder im Schock stockenden und in der Hetze jagenden Atems einer noch »kleinen Seele«. Der Titel *Mahatma* = *maha atman* (sanskrit: = große Seele = großer Atem) als Würdenbezeichnung eines Weisen ist das beste Beispiel dafür, dass Atem und Bewusstseinszustand eines Menschen von alters her in Bezug zueinander gesetzt wurden.

Für unsere Übungen können wir grundsätzlich drei Formen von Atemübungen unterscheiden:

- Für den Anfänger die »Erweckung des Atems« durch bewusste Koordination des Atems mit den Bewegungen. Hierdurch wird erreicht, dass sich der Atem aus alten eingeschliffenen Gewohnheitsmustern (etwa verängstigt oder verhalten zu atmen) befreit.

- Für den Fortgeschrittenen die »Pflege des Atems«: Diese entsteht durch die einflussfreie Beobachtung des Atems, der von den Bewegungen »geholt wird«, so wie es natürlich ist, oder auch bei den stillen Übungen. Es ist nicht sehr sinnvoll, zu früh mit dieser Stufe der »Pflege des Atems« zu beginnen, denn gerade westliche Menschen neigen dazu, alles das, was sie beobachten, kontrollieren zu wollen. Das geschieht dann unwillkürlich, ja sogar unbewusst gewollt, wenn wir den Atem beobachten. Wir blockieren ihn dann durch unser Bemühen um Kontrolle mehr, als es geschehen würde, wenn wir uns gar nicht darum kümmerten.

  Wenn wir aber lange genug auf der Anfängerstufe der »Erweckung des Atems« geübt haben, bieten sich mehrere gute Wege an, den Atem zu »pflegen«, so etwa die Achtsamkeit auf die Bewegung der Bauchdecke, wie sie sich mit jedem Atemzug wie Ebbe und Flut auf- und abbewegt. Eine andere Möglichkeit ist es, den zarten Windhauch an der Nasenspitze zu fühlen, wenn der Atem dort kommt und geht, vielleicht auch verbunden mit der Vorstellung, eine vor der Nasenspitze liegende Flaumfeder werde durch den Atem sacht hin und her bewegt. Wir pflegen den Atem schon dadurch, dass wir ihn bei der stillen Meditation zählen, denn das trägt die Energie bewusster Beobachtung zu ihm (Sie erinnern sich vielleicht: Beobachtung verändert das, auf was sie konzentriert ist, lädt es gleichsam energetisch auf). Man kann auch jeden Einatemzug mit »one« (eins) und jeden Ausatem mit »two« (zwei) innerlich benennen. Wer noch intensiver »pflegen« möchte, kann bei der Beobachtung die feinen Nuancen wahrnehmen, die die Atemzüge voneinander unterscheiden und zu einzigartigen machten. Diese Vorschläge gelten freilich besonders für die stillen, »statischen« Übungen, wie das ruhige Sitzen (Zazen) oder das Zen-/Taiji-/Qigong-Stehen. Bei den Bewegungsübungen reicht es zur »Pflege« aus, wenn wir der Atemzüge während der Übung bewusst gewahr sind. Grundsätzlich kann sich eine Übung nur dann in ihrer vollen Wirkung entfalten, wenn wir dabei unseren Atem spüren. Der bewusste Atem ist es, der die Übung beseelt. Immer, wenn Sie bemerken, dass Sie vom Gewahrsein des Atems abgeschweift sind, sollten Sie einfach zu ihm zurückfinden.

Wenn wir den Atem auf diese Weise lange, sehr lange gepflegt haben, entsteht irgendwann von selbst die dritte Form des Atems:

- Der Atem des »Meisters«: Die Selbstvergessenheit, die der »Erwachte« gefunden hat, erstreckt sich auch auf den Atem, der dann in vollkommener Natürlichkeit fließt. Diese Natürlichkeit ist nicht zu vergleichen mit der des Durchschnittsmenschen. Sie mögen einwenden: Fließt nicht jeder Atem natürlich? Doch, so wie die »Buddha-Natur« »natürlich« in jedem Menschen schlummert. Doch aus diesem Schlaf möchte sie ja durch entsprechendes Training erweckt und freigesetzt werden, so, wie wir menschliche Niveauunterschiede spüren. So wie es in allen Gesellschaftsschichten »solche und solche« Menschen gibt, mit mehr menschlichem Niveau oder weniger, so gibt es verschiedene Grade der Erweckung der Buddha-Natur und eben auch des Atems. Bei manchen ist die in allen Kreaturen schlummernde Göttlichkeit, wie jeder erleben kann, noch recht verkümmert. Andere haben sie bis zur vollen Verwirklichung entwickelt: vorbildliche, natürliche Menschlichkeit im schönsten Sinne. Wollen wir uns also auf den Weg machen, mit Hilfe der »Erweckung« und der »Pflege« unseres Atems dorthin zu gelangen.

17. Über die Bedeutung des Qi

Bevor wir zu den Übungen kommen, zurück zur ominösen Lebensenergie, die die Chinesen Qi nennen. Diese Energie hat sehr viel mit dem Atem zu tun, wie wir eben sehen konnten. Darüber hinaus möchte ich nochmals auf den Gesichtspunkt aufmerksam machen, der schon oben unter dem Aspekt der Vorstellungskraft angesprochen wurde. Die Lebensenergie Qi hat nämlich eine ganz besondere Eigenschaft: Sie existiert in erster Linie dort, wo wir unsere Bewusstheit hinlenken.

Um dies besser verstehen zu können, müssen wir uns noch einmal kurz mit der modernen Teilchenphysik befassen, und zwar mit dem sogenannten Quantenfeld. Dieser subatomare Bereich, gleichsam eine Wolke aus unvorstellbar kleinen Partikeln und/oder Wellen mit so seltsamen Namen wie *Leptonen, Quarks* (*masselosen*), *Bosonen* (*Photonen*) etc. stellt quasi die »Ursuppe« dar, aus der all unsere Wirklichkeit sich zusammensetzt. Diese Teilchen sind so unvorstellbar klein, dass sie mit keinem Instrument gemessen werden können. Wir können sie uns eigentlich nur denken. Der einzige Grund dafür, dass wir überhaupt von ihrer Existenz wissen, ist der, dass sie in hochkomplizierten Anlagen, den sogenannten Teilchenbeschleunigern oder »Blasenkammern« Spuren hinterlassen, die man sehen und sogar fotografieren kann. Dadurch, dass wir sie betrachten können, wissen wir, dass sie tatsächlich existieren. Nun aber kommt das Besondere daran: Der Charakter dieser Teilchen wechselt zwischen dem einer masselosen Welle zu dem eines Partikels. In verkörperter Form existieren sie nur dann, wenn wir sie beobachten!

Bevor wir unsere Beobachtung darauf lenken, existieren sie als nichtkörperliche Welle über Zeit und Raum verstreut und nicht lokal definierbar. Sie existieren quasi nur in der Vorstellung.

Jedes Mal, wenn wir dagegen das Quantenfeld betrachten, blitzen quasi diese Partikelchen auf, treten in die Existenz (als in Raum und Zeit lokalisierbares Ereignis), um wieder zu verschwinden, sobald wir unsere Aufmerksamkeit abwenden. Sie verdanken ihre Existenz also gleichsam unserer Aufmerksamkeit. (Vgl. dazu oben das zur Vorstellungskraft und dem »Experimentatoreffekt« Gesagte.)

Beobachten wir das Quantenfeld nicht, so verlöschen sie zu einer »Möglichkeitsfrequenz«; sie verbleiben im Raum des Potentiellen, im Raum der Summe aller Möglichkeiten. Jedes Teilchen ist nämlich zugleich eine Welle (ohne Substanz) irgendwo in Zeit und Raum. Es verbleibt als diese bloße Möglichkeit bis zu dem Augenblick der Beobachtung. Unsere Aufmerksamkeit lässt es – und nur während der Spanne unserer Aufmerksamkeit – in die materielle Existenz treten, gleichsam »inkarnieren«. So werden wir durch den Akt der Beobachtung zum »Geburtshelfer« dieser Energiepartikel. Vorher nur eine Welle im Bereich der »Ursuppe aller Möglichkeiten«, tritt das Energieteilchen durch unsere Aufmerksamkeit in die materiell fassbare (fotografierbare) Existenz!

Ich weiß nicht, ob Ihnen die gewaltige Konsequenz dieser Aussagen der modernen Teilchenphysik für unsere Meditationsübungen deutlich wird?!

Auf einen kurzen Nenner gebracht heißt dies doch: Wo Bewusstheit, wo Achtsamkeit ist, dort entsteht Qi, Lebensenergie. Wo wir unsere Aufmerksamkeit hinlenken, dort (er)zeugen wir Energie in Raum und Zeit. Wo dagegen keine Bewusstheit ist, versinkt diese Energie in der allgemeinen Ursuppe des Möglichen, Potentiellen. Wir alleine können diese Energie durch unsere Konzentration und Bewusstheit erwecken, und zwar dort, wo unsere Aufmerksamkeit ist, und nur für die Zeitspanne, in der wir die Bewusstheit aufrechterhalten können! Schweifen unsere Gedanken ab, zerstreut sich unser Sinn, so zerstreut sich damit auch die Lebensenergie Qi.

In diesen Theorien und empirischen Erkenntnissen der modernen Physik finden wir also die Verständnisbrücke zu den uralten Weisheiten der Kampfkunstlehrer, die davon sprechen, dass wir unser Qi durch unser Bewusstsein dorthin lenken können, wo wir es benötigen: In den Atem, in bestimmte Organe zu deren Heilung, ja, in unsere gesamte Person, um uns so energetisch aufzuladen. Selbst-Bewusstheit tränkt uns mit Energie, Zerstreutheit lässt Energie aus uns abfließen.

Hier liegt der alles entscheidende Unterschied zwischen substanzloser Gymnastik und hochenergetischer Bewegungsmeditation. Wer jeden Bewegungsablauf achtsam spürt, präsent bei dem ist, was gerade geschieht, der tankt damit Lebensenergie. Wer mit den Gedanken abschweift, wessen Bewusstheit - wie man im Zen sagen würde - ausläuft, der verliert Lebensenergie. Darum ist es so ungemein wichtig, dass wir bei der Durchführung unserer Übungen lernen, möglichst lange bewusst und präsent zu sein. Qi, Prana, Atman, wie auch immer wir die Lebensenergie nennen, entsteht dort, wo wir unsere Aufmerksamkeit haben! So ist Bewusstheit, Achtsamkeit und Konzentration essenzielle Grundlage für die Zeugung und Ansammlung von Lebensenergie.

2. Die Übungen

Natürlich wäre es optimal, in den folgenden Übungen alle die bisher vorgestellten Prinzipien und Grundsätze gleichzeitig zu verwirklichen. Das wird aber sicherlich nicht (gleich) gelingen. Wäre es so, so wären Sie wohl schon jetzt erleuchtet und würden sich wohl kaum anschicken, dieses Buch zu lesen – es sei denn achtsam, (selbst-)bewusst, präsent, einfach so, absichtslos, völlig entspannt, langsam und fließend, ruhig und still, eins mit dem Lesen, in regelmäßiger Wiederkehr, immer wieder etwas Neues lernend, kreativ sich vorstellend, lächelnd, in Ihrer Form, in harmonischer Umgebung und sich Ihres Atems bewusst.

Da wir aber alle nur Menschen sind, ist es ausreichend, sich bei den Übungen zunächst bewusst auf nur eines der Meditationsprinzipien zu konzentrieren. Sie haben ohnehin alle die Eigenschaft, wie Strahlen auf die eine Mitte hinzuführen, in der das göttliche Licht ruht. Welchen Weg Sie also zunächst wählen, ist Ihre persönliche Geschmacksangelegenheit. Sie brauchen keine Sorge zu haben, dabei zu wenig zu »leisten«. Aber des Menschen Geist sehnt sich nach Abwechslung. Sobald Sie entdecken sollten, dass bei dem einen oder anderen Weg Ermüdungserscheinungen auftreten, die Gefahr hässlich routinierter Monotonie, so kann das vielleicht ein Grund für Sie sein, mit einem der anderen

Meditationsprinzipien weiterzuüben, oder ganz einfach eine Pause einzulegen.

Wichtig!

Im Allgemeinen können die Übungen von jedermann ohne Bedenken ausgeführt werden. Dies gilt insbesondere dann, wenn Sie auf Ihren eigenen Körper hören, und keine Übung übertreiben. Das widerspräche auch ganz den oben geschilderten Prinzipien der Bewegungsmeditation. Falls Ihr Alter oder Ihr Gesundheitszustand es verlangen, führen Sie lieber weniger Übungstakte durch, als bei den einzelnen Übungen angegeben. Weder vonseiten des Verlags noch vonseiten des Autors kann eine Haftung für Gesundheitsschäden übernommen werden! Die Verantwortung für Ihre Gesundheit liegt alleine in Ihren Händen! Bedauerlicherweise muss dies in einer Zeit ausdrücklich erwähnt werden, wo niemand mehr Verantwortung für eigenes Tun tragen will und nach Schuldigen und Ersatzpflichtigen stets in der Außenwelt gesucht wird.

Besonderer Hinweis

Eigentlich wäre es notwendig, bei den meisten der folgenden Übungen den Einleitungstext und den Schlusstext immer zu wiederholen, um so das Bewusstsein dafür zu schulen, wie immens wichtig dieses »Vorspiel«

und das »Nachspiel« sind. Wenn Sie über die Einstimmungsphase und auch den Ausklang hinweghuschen, nehmen Sie sich einen Großteil der positiven Wirkung! Ohne diese wesentlichen Übungsbestandteile und die dadurch erhöhte Bewusstheit würdigen Sie die Bewegungsmeditationen zu bloßer Gesundheitsgymnastik und damit einem Bruchteil der möglichen Wirkung herab.

Damit solche Textwiederholungen Sie aber nicht ermüden, wurden der Einstimmungs-, und der Schlusstext lediglich bei der ersten Übung voll abgedruckt.

Um sich aber immer an dieses wichtige Vor- und Nachspiel zu den Übungen erinnern zu können, finden Sie den Text auf den letzten zwei Seiten des Buches noch einmal abgedruckt (bei Bedarf können Sie diese Seiten heraustrennen).

Übungen im Stehen

1. Frühlingsluft atmen

Einstimmung

- Wir stehen locker und entspannt, schulterbreit, als hingen wir am Scheitel an einem Faden am Himmel.

- Wir krallen uns einen Moment mit den Zehen in den Boden, um uns den Kontakt der Fußsohlen mit dem Boden ganz bewusst zu machen.

- Der Blick liegt ruhig und entspannt im Nichts. Er nimmt alles und nichts (Spezielles) wahr.

- Wir lauschen für einen Moment ins Nichts, als wollten wir neben den Geräuschen, die da im Hintergrund ablaufen, auch den Klang der Welten hören.

- Wir stellen uns vor, in unberührter, idyllischer Natur zu stehen und mit jedem Atemzug frische, reine Frühlingsluft zu atmen.

- Wir entspannen noch einmal ganz bewusst vom Scheitel bis zu den Fußsohlen: entspannte Kopfhaut – Gesichtsmuskulatur – freie, weite Stirn – gelöster Nacken- und Schulterbereich – lockere Arme – die

Wirbelsäule hängt an dem Faden, der unseren Kopf nach oben zieht - das Becken kann frei schwingen, wie ein Anker, der an der Ankerkette der Wirbelsäule hängt - die Knie haben etwas Spiel - die Fußsohlen stehen gleichmäßig belastet auf dem Boden, als wären sie in ihm verwurzelt.

- Wir lächeln unmerklich und spüren dabei den Kontakt der Zungenspitze mit dem Gaumen.

Übung

- Wir schwingen den linken Arm gestreckt mit der Handfläche himmelwärts nach oben und atmen dazu durch die linke Handfläche die Energie des Himmels ein. Wenn die linke Hand oben angekommen ist, drehen wir die Handfläche nach unten und schwingen den Arm so - zur Erde hin ausatmend - nach unten. Gleichzeitig schwingt der rechte Arm mit der Handfläche himmelwärts nach oben. Wir wiederholen dies mindestens zwanzigmal.

- Dann wechseln wir die Seite und atmen ein, während der rechte Arm (Handfläche himmelwärts) nach oben schwingt. Seitenverkehrt dasselbe - mindestens zwanzigmal.

- Wir achten darauf, dass die Frequenz des Schwingens so gewählt wird, dass die Atemzüge sich damit harmonisch koordinieren lassen.

- Mit jedem Atemzug denken wir: Einatmen – frische reine Luft ein, Ausatmen – alte verbrauchte Luft aus.

Ausklang

- Nach der Übung heben wir die Arme leicht an, bringen etwas Luft unter die Achselhöhlen, und legen die Hände wie auf einem Energiekissen vor dem Dantien in der Luft ab.

- Der Atem strömt ruhig. Wir nehmen die Kraft der Natur um uns in uns auf und fühlen uns glücklich.

- Wir stehen so mindestens zwei Minuten und spüren dabei, wie die Energien im Körper strömen.

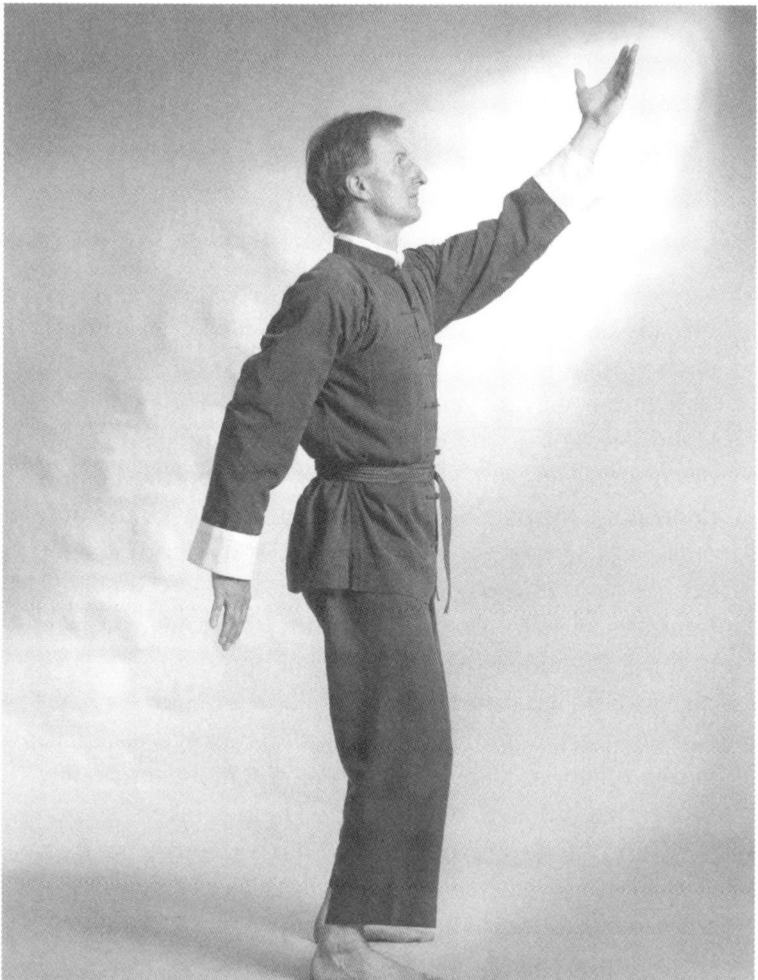

Frühlingsluft atmen

2. Das Qi wecken

Einstimmung

Übung

Wir lassen ganz langsam die Hände in Schulterbreite nach vorne und bis in Schulterhöhe nach oben steigen, als würden sie wie Marionettenarme von Fäden an den Handgelenken gezogen oder von einem Luftkissen nach oben getragen. Auf Schulterhöhe kommen die Hände dann zum Körper. Sie bleiben dabei ganz locker und entspannt hängen, so als geschähe die Annäherung zum Körper dadurch, dass Gewichte die Ellenbogen nach unten sinken lassen. Wenn die Hände dicht beim Körper und die Ellenbogen etwa parallel neben dem Oberkörper sind, sinken die Hände in Zeitlupe wie durch Honig fließend nach unten. Ein anderes, den Bewegungsablauf unterstützendes Bild wäre es, einen Ballon sanft unter Wasser zu drücken, während die Hände sinken.

Wenn beide Hände so weit nach unten gesunken sind, dass sie ganz entspannt aushängen können, beginnt der Kreislauf von neuem mit dem Hochsteigen. Wir können uns dabei vorstellen, die Hände »streiften über einen Wasserfall«.

Der Atem fließt ruhig mit der Bewegung. Er sollte mit dem Bewegungsablauf in der Weise koordiniert werden, dass der Einatem mit dem Anheben der Arme und der Ausatem mit dem Absenken synchron verlaufen.

Die Übung sollte ohne Unterbrechung zwischen zehn- und zwanzigmal wiederholt werden.

Ausklang

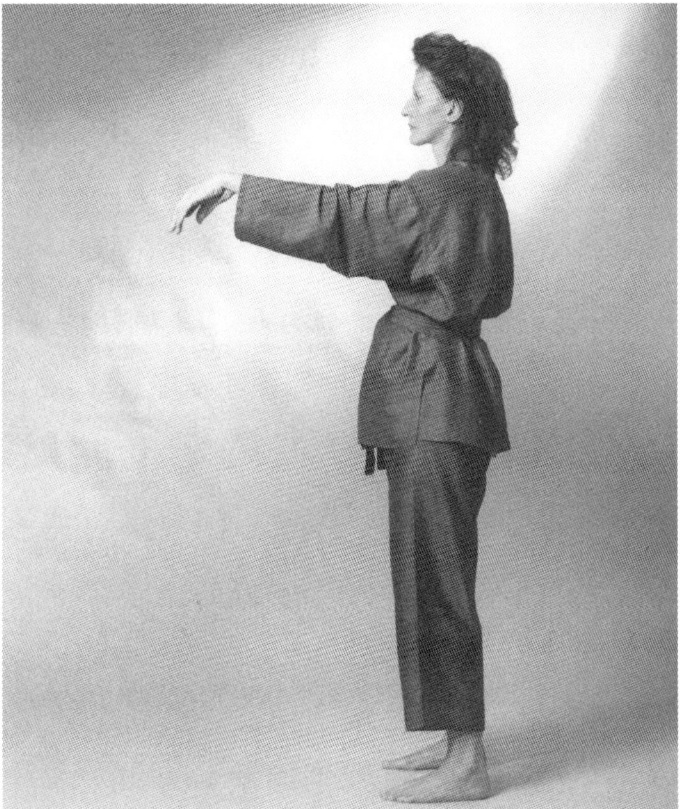

Das Qi wecken (Abb. 1)

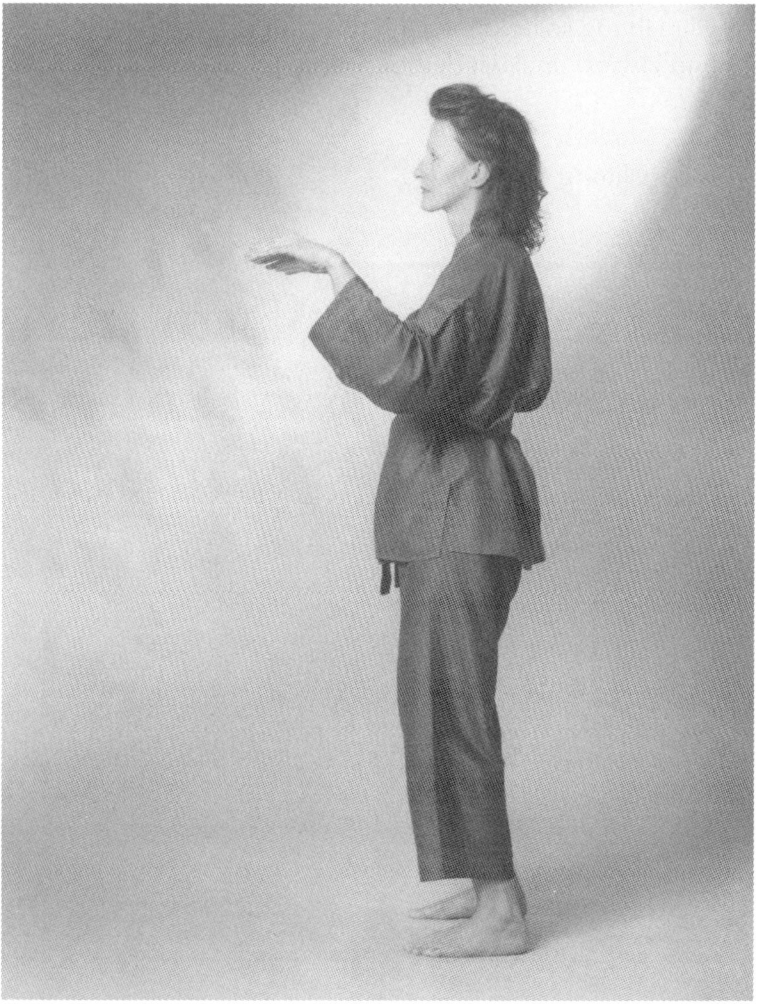

Das Qi wecken (Abb. 2)

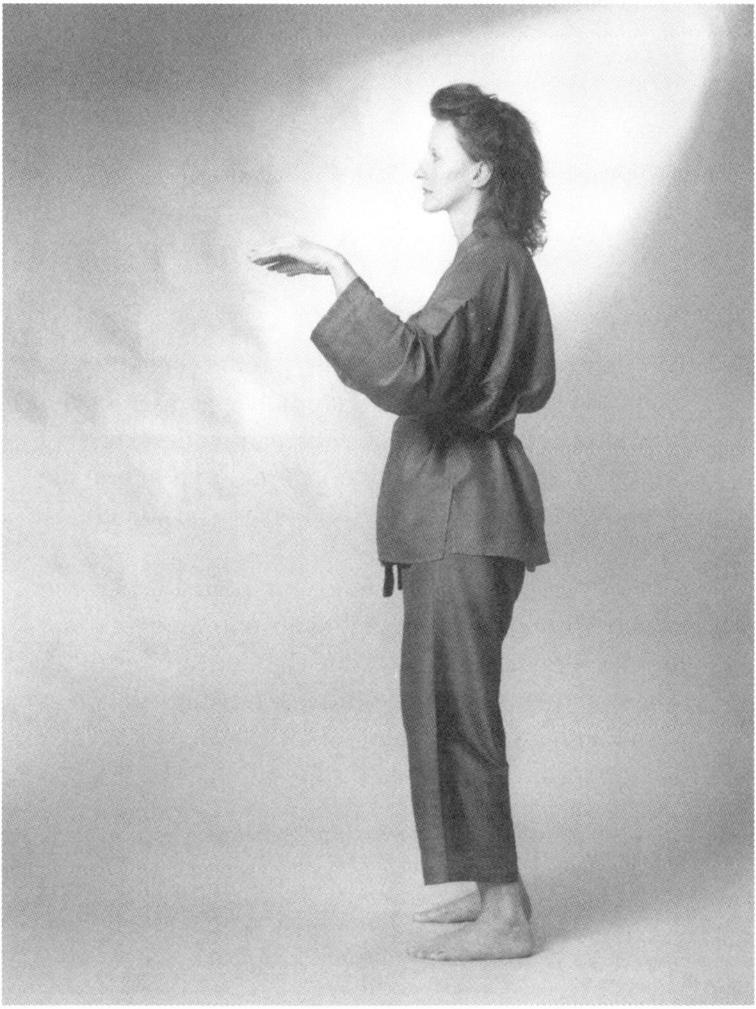

Das Qi wecken (Abb. 3)

3. Das Atem-Qi im Dantien sammeln

Einstimmung

Übung

- Wir führen die Arme in schulterbreiter Stellung seitlich vom Körper mit zum Himmel zeigenden Handflächen nach oben, bis sie senkrecht in den Himmel ragen (Abb. 1). Dabei atmen wir ein und heben die Fersen, sodass wir auf den Zehenspitzen stehen.

- Dann lassen wir die Hände vor dem Körper wie durch Honig nach unten sinken und legen sie auf dem Energiekissen vor dem Dantien ab (Abb. 2). Dabei atmen wir - gut hörbar - aus und sinken in den Knien etwas nach unten, sodass wir einen tiefen Qigong-Stand erreichen.

- Dabei stellen wir uns vor, dass wir mit dem Einatem strahlende »Lichtkörnchen« aufnehmen und diese mit dem Ausatem im Dantien wie in einem Energiesee ansammeln.

- Die Übung mindestens zwölfmal wiederholen.

Ausklang

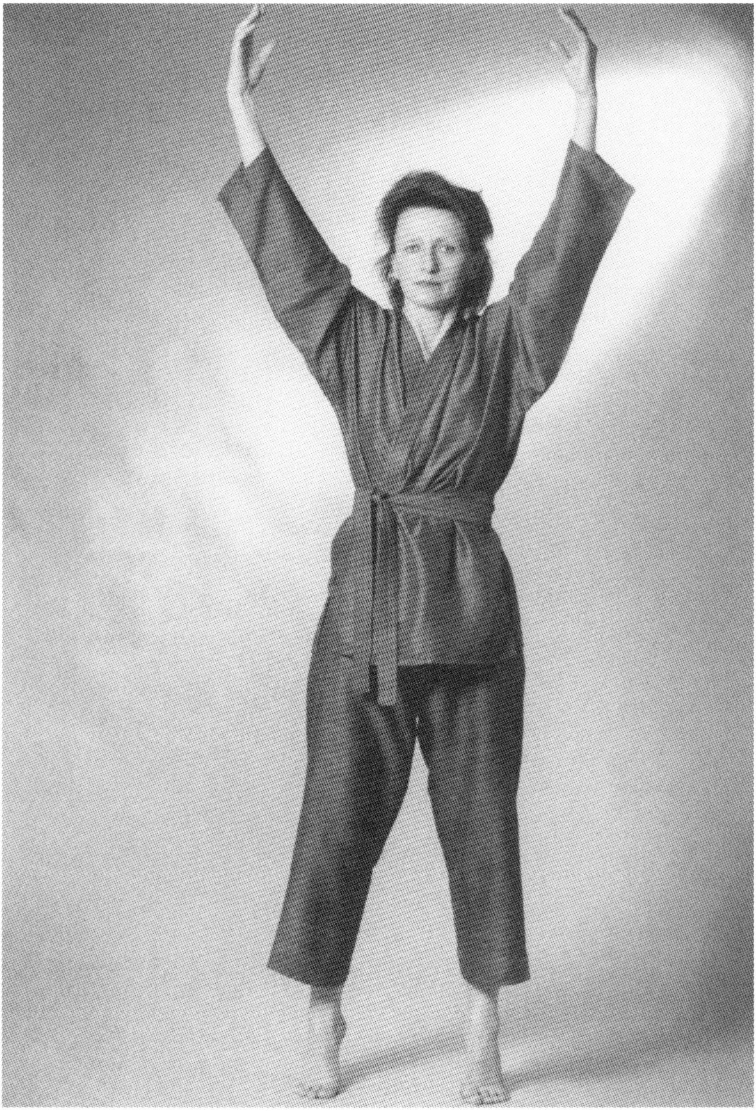

Das Atem-Qi im Dantien sammeln (Abb. 1)

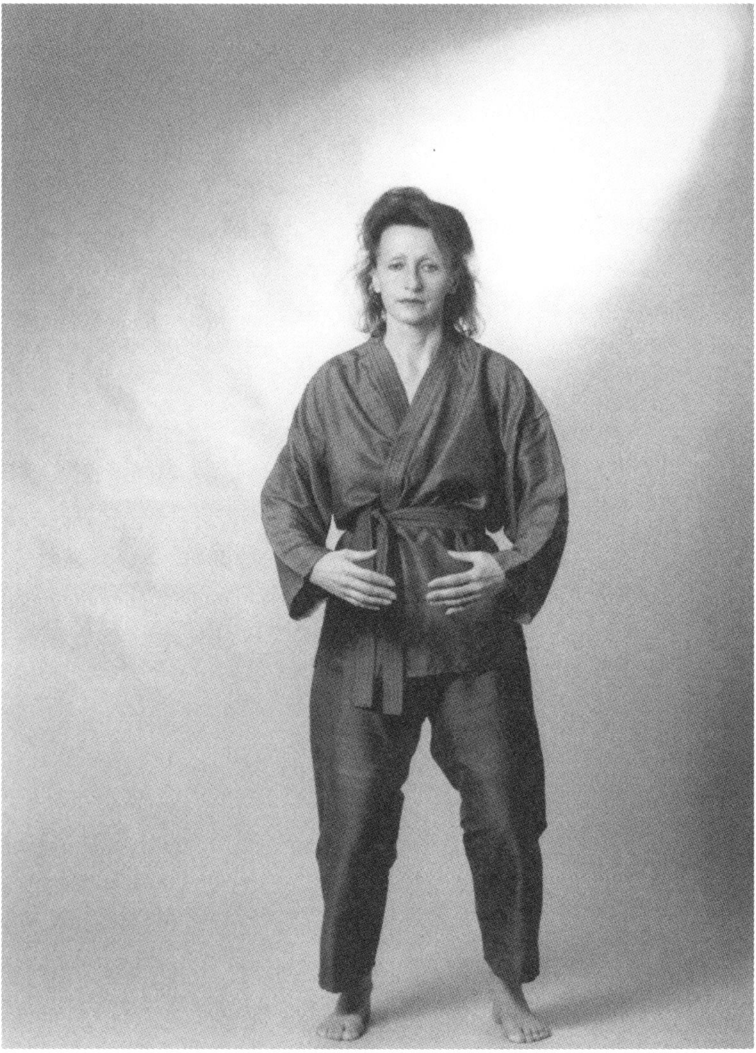

Das Atem-Qi im Dantien sammeln (Abb. 2)

4. Energieblockaden lösen

Diese Übung gehört zu den einfachsten und wichtigsten. Sie ist in den verschiedensten Traditionen (Qigong, Wushu, Taiji, Zen, Yoga) beheimatet und genießt überall eine besondere Hochachtung. Mit ihrer Hilfe gelingt es, das gesamte energetische System des Organismus von seinen Blockaden zu befreien. Es ist, als würden durch diese Übung die Meridiane (Nadis) »entknotet«, wie ein Wollknäuel durch lockerndes Schütteln entflochten wird. Die Energie kann so von Orten, wo sie gestaut war, abfließen, hin zu Bereichen, wo Energiemangel herrscht. So kann eine Harmonisierung des gesamten Energiesystems angeregt werden. Grundsätzlich kann sie immer ohne Bedenken gemacht werden. Ausnahmen sind Situationen, wo eine Blutfülle im Unterleib und der sanfte Druck nach unten vermieden werden sollen, wie etwa in der Schwangerschaft, während der Periode oder etwa kurz nach Operationen im unteren Bauchbereich.

Einstimmung

Übung

- Nun wippen wir mit den Knien auf und ab, ohne die Fersen dabei vom Boden zu lösen. Die Schultern liegen locker wie ein Kleiderbügel auf dem Brustkorb. An ihnen hängen die Arme ebenso locker wie wassergefüllte Schläuche und schwingen mit den Wippbewegungen auf und ab. Mindestens 72-, höchstens 210-mal.

- Wir lassen den Atem fließen, wie die Bewegung ihn ganz von selbst entstehen lässt (»zieht«). Wenn Ihnen das guttut, mögen Sie den Ausatem dabei auch stoßweise blasend ablassen, als würden Sie: »Huh, huh, huh...« rufen.

- Wir stellen uns dabei vor, wie die Energiemeridiane sich lockern und entkrampfen und die Energie harmonisch ins Fließen kommt.

Ausklang

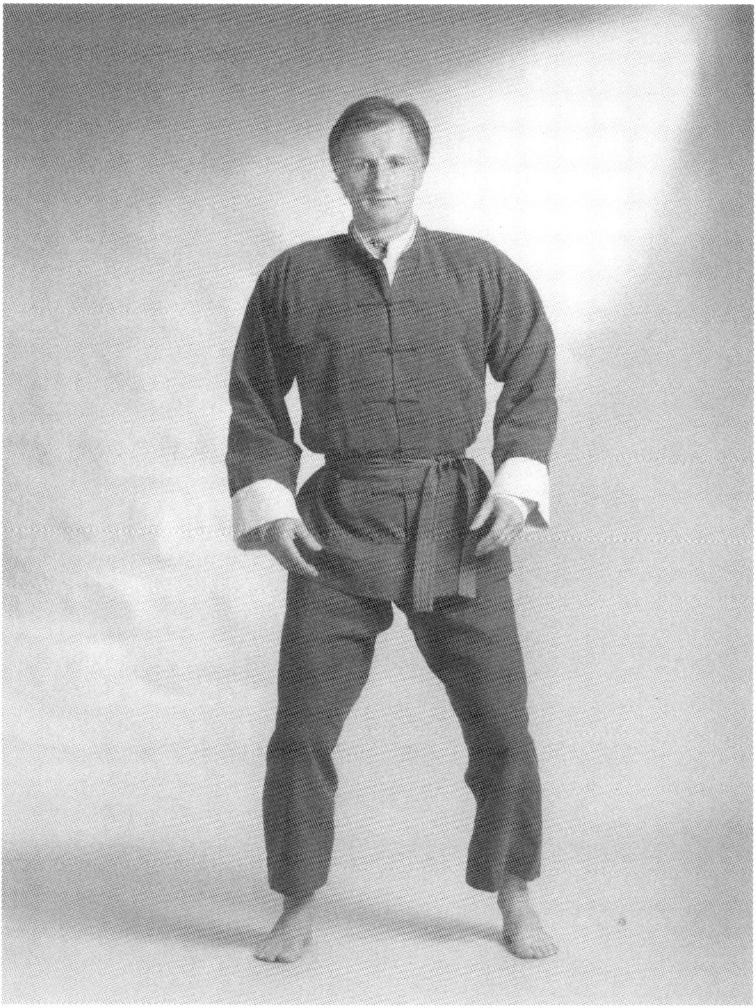

Energieblockaden lösen (Abb. 1)

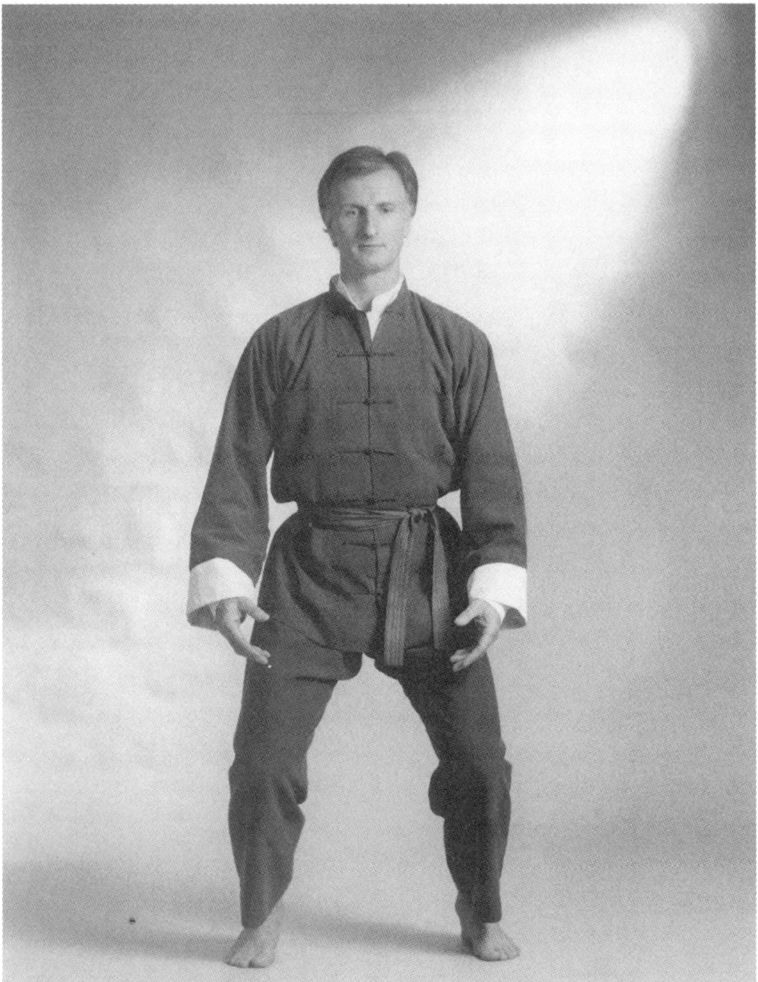

Energieblockaden lösen (Abb. 2)

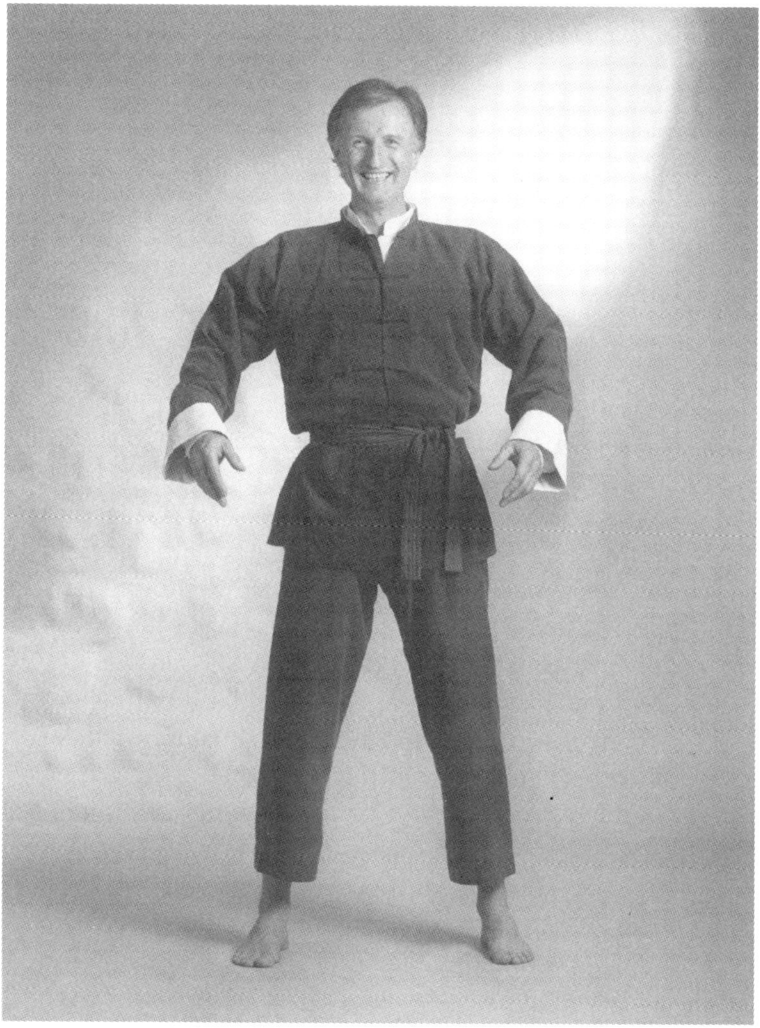

Energieblockaden lösen (Abb. 3)

5. Der Kranich breitet seine Flügel aus

Einstimmung

Übung

- Die Arme steigen, als würden sie an den Handgelenken wie von Fäden nach oben gezogen, bis etwa knapp unter Schulterhöhe. Dann beginnen sich die Unterarme so zu drehen, dass die Handflächen in die Mitte zueinander zeigen. Gleichzeitig wandern die Arme nach rechts und links zur Seite und dehnen so den Oberkörper sanft aus. Wir spüren, wie der Brustkorb sich sanft weitet und lassen den Einatem dabei einströmen. Mit dem Ausatem nähern sich die Arme und Handflächen in Brusthöhe wieder einander, um dann mit dem nächsten Ausatem erneut fließend und elastisch zur Seite hin zu öffnen.

- Wir spüren uns in die Bewegung ganz ein und koordinieren bewusst die Bewegungsfrequenz mit dem individuellen Atem. Der Atem soll dabei nicht von der Bewegung gehetzt werden, sondern harmonisch mit ihr fließen. Mindestens zwanzigmal!

- Wir stellen uns dabei vor, als Kranich auf einem frisch sprießenden hellgrünen Reisfeld in der Morgenfrische oder auch (je nach Geschmack) im sanften Abendlicht zu stehen und beschwingt Kraft zu tanken.

- Wer die Übung vertiefen möchte, kann - synchron zum Öffnen der Arme und zum Einatem - einen Schritt nach links vorne tun (Gewicht merklich auf dem vorderen Bein), und mit dem Schließen der Arme und dem Ausatem das Gewicht auf das rechte Bein zurückverlagern (siehe Abb. 1 und 2). Nach zehn Atemzügen die Seite wechseln.

- Mit der Zeit die Frequenz der Atemzüge und Übungen immer mehr verlangsamen - bis hin zur fließenden Superzeitlupe, aber nur so langsam, dass die Bewegungen und der Atem angenehm, anstrengungslos fließen.

Ausklang

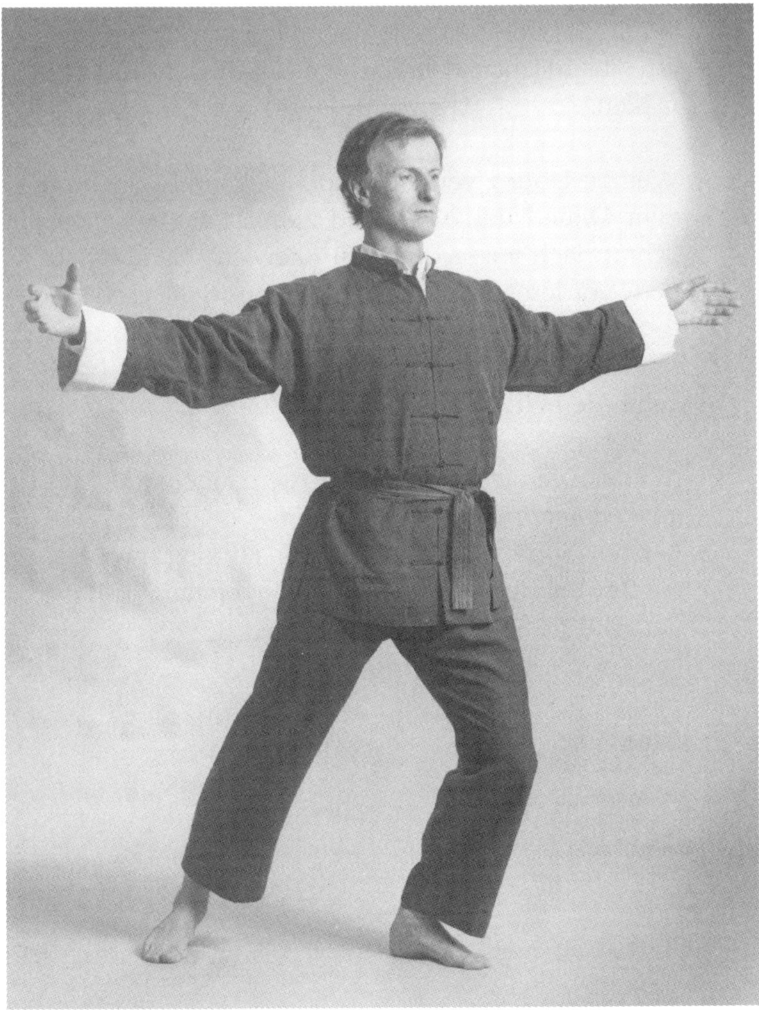

Der Kranich breitet seine Flügel aus (Abb. 1)

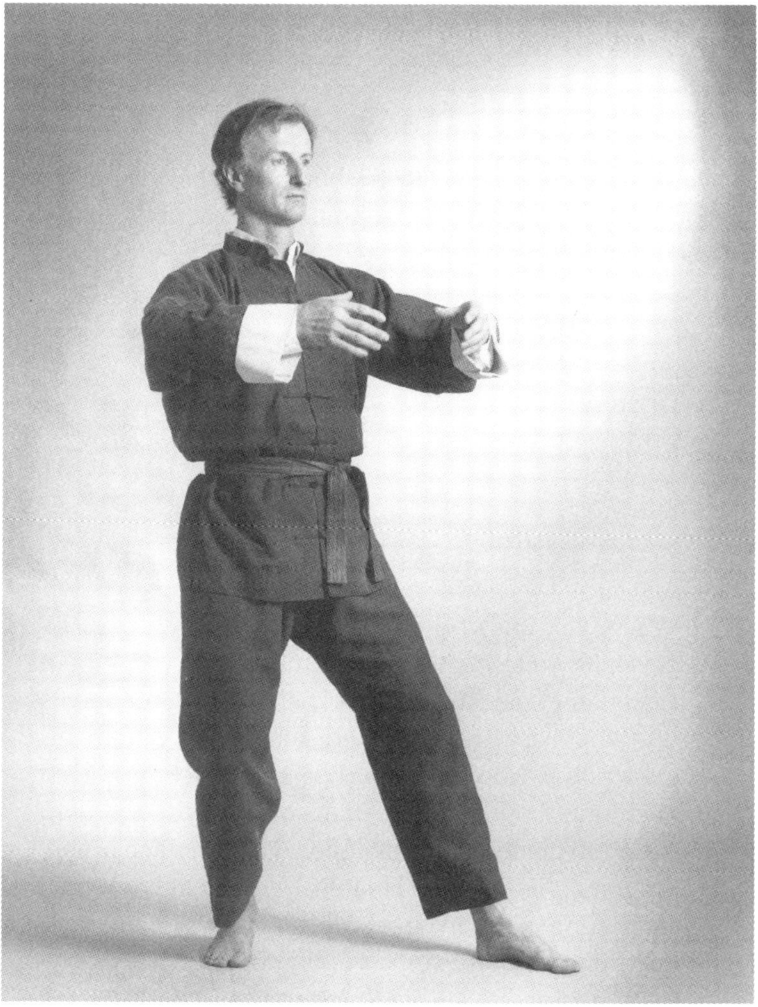

Der Kranich breitet seine Flügel aus (Abb. 2)

6. Der Flug des Albatros

Diese Übung ist der Kranichübung sehr verwandt, doch werden hier die Flügel nicht horizontal geöffnet und geschlossen, sondern sie bewegen sich vertikal auf und ab.

Einstimmung

Übung

- Wir stellen uns vor, ein Albatros mit mächtiger Flügelspannweite zu sein. Wir stoßen uns von einem Felsen über der Küste ab und heben die Arme rechts und links vom Körper ruhig mit dem Einatem bis etwas über Kopfhöhe an. Die Handflächen zeigen nach unten und bleiben auch so. Synchron mit dem Ausatem gleiten die Schwingen fließend nach unten, um mit dem nächsten Einatem wieder nach oben zu steigen. Sie können dabei ruhig stehen bleiben, oder auch die Auf- und Abbewegung durch leichtes Heben und Senken in den Knien unterstützen.

  Variante a) Wir heben und senken Flügel und Körper gleichzeitig (vgl. Abb. 1 und 2).

Variante b) Wir heben den Körper, wenn wir die Schwingen nach unten durchziehen und senken ihn, wenn die Flügel sich heben, so wie sich der Körper eines Vogels im Flug hebt, wenn der Flügelschlag nach unten geht und sich in der Luft absenkt, wenn die Flügel nach oben schwingen.

- Leben Sie sich richtig in dieses Bild hinein: Sie gleiten an der Küstenlinie parallel zum weißen Saum der Brandung hoch über dem Meer und atmen Freiheit, als könnten Sie die salzige Meeresbrise riechen, das Brandungsrauschen und die Möwenschreie hören. (Vielleicht haben Sie ja sogar eine CD mit entsprechenden Naturgeräuschen zu Hause oder eine Lieblingsmusik, die diese Stimmung unterstützt.) Denken Sie immer daran: Die Vorstellung macht die Musik! Sie ist es, die die Energie kumuliert. Wenn Sie mit Ihren Gedanken abschweifen, ist die Wirkung nur halb so groß!

- Wir führen die Übung so lange durch, bis die Oberarme langsam schwer zu werden beginnen, »fliegen« dann noch ein wenig weiter, bis es deutlich entlastend und angenehm ist, die Arme mit einem langen Ausatem nach unten aushängen zu lassen.

Variante: Beim Anheben der Arme die Handflächen zum Himmel, beim Absenken der Arme zur Erde zeigen lassen (hierdurch wird das Einatemvolumen sanft erweitert).

Ausklang

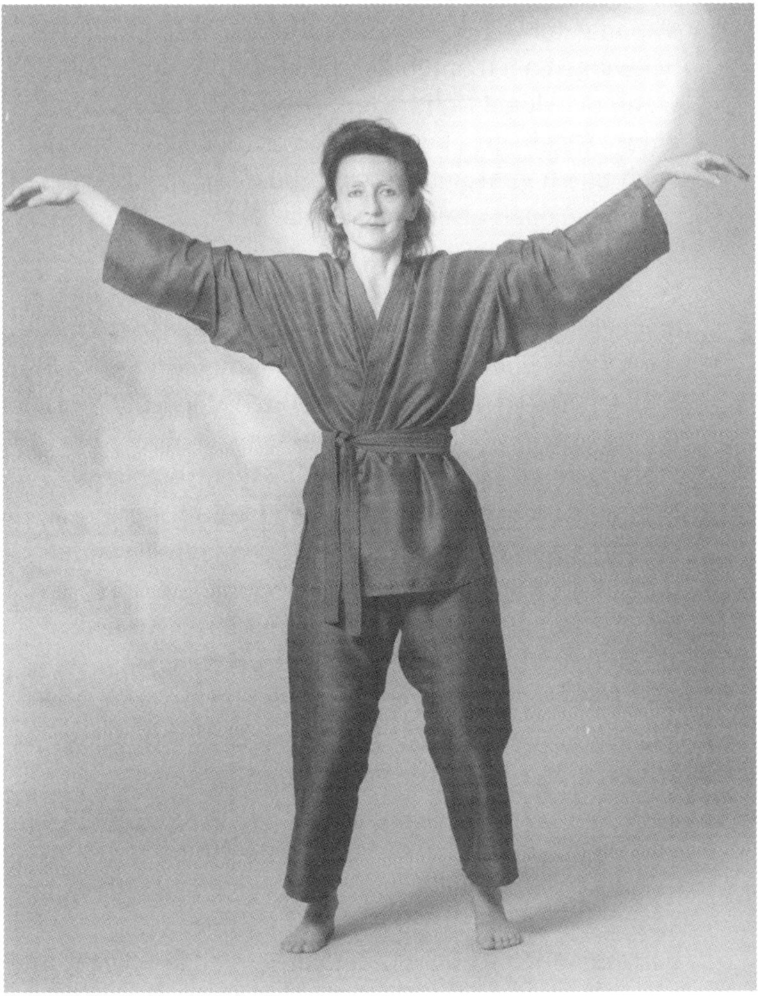

Der Flug, des Albatros (Abb. 1)

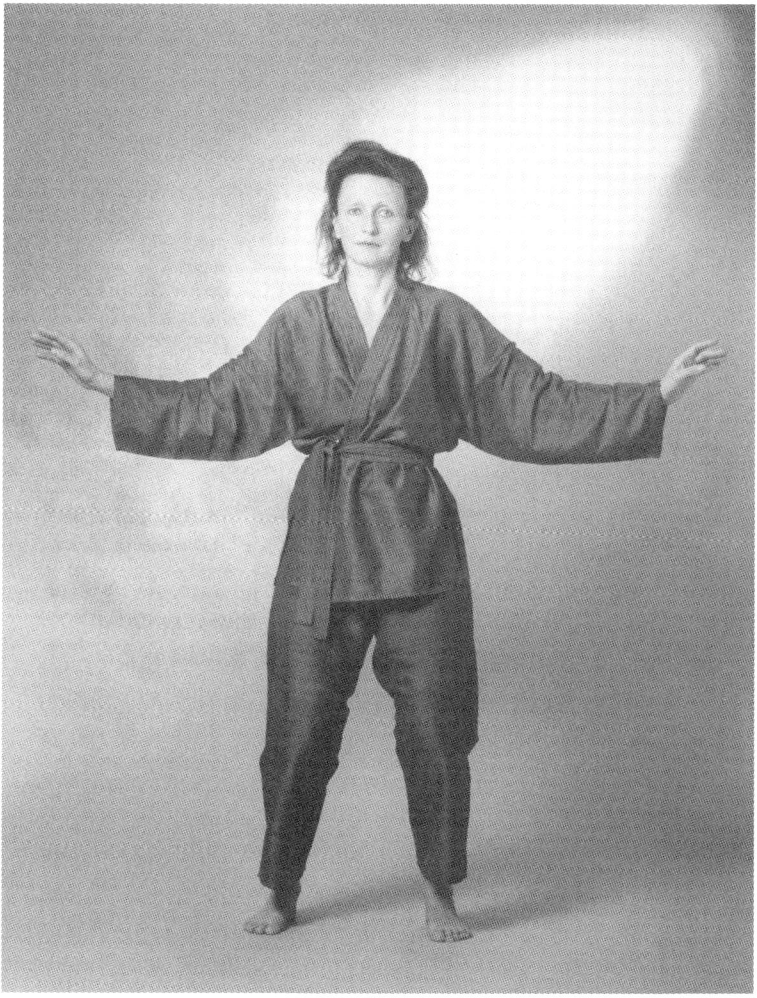

Der Flug, des Albatros (Abb. 2)

7. Die Brandungswelle

Einstimmung

Übung

- Aus dem schulterbreiten Stand den rechten Fuß leicht schräg nach hinten zurücksetzen und das Gewicht auf ihn zu etwa 70 Prozent verlagern. Jetzt bewusst im rechten Knie noch etwas nachgeben, und das Becken ganz entspannen. Wenn wir im Becken völlig loslassen, dreht es sich jetzt ganz von selbst mit dem Oberkörper nach links, sodass Schultern und Blickrichtung sich parallel zum linken Bein nach vorne orientieren, d. h., gemessen an der Ausgangsposition, schräg nach links.

- Die Arme steigen vollkommen entspannt, wie an den Handgelenken an Fäden nach oben gezogen, bis in Schulterhöhe.

- Die Hände kommen nun zum Körper (Abb. 1), sinken vor ihm bis etwa in Solarplexushöhe nach unten und steigen von dort (Abb. 2) schräg nach vorne oben bis etwa in die schulterhohe körperferne Position (Abb. 3 und 4). Von dort sinken sie wieder bis in Bauchhöhe nach unten und kommen aus die-

ser Position wieder schräg diagonal in Schulterhöhe zum Körper zurück. Von hier beginnt wieder die »pushinghands«-Bewegung: leicht nach unten sinken – dann schräg nach vorne oben drücken – und so fort.
Die Hände bewegen sich also gleichsam an einer liegenden Acht vor dem Körper vor und zurück.

- Beim Vorwärtsdrücken verlagern wir das Gewicht auf das vordere linke Bein (Abb. 2, 3 und 4), beim Zurückziehen der Hände auf das rechte hintere Bein (Abb. 1). Der Oberkörper bleibt dabei immer aufrecht.

- Wir leben uns in die Vorstellung hinein, wie ein Riese im Meer in der Brandung zu stehen, riechen förmlich die Meeresluft und lassen uns von der dünenden Bewegung der mächtigen Wogen vor- und zurückschieben, als wären wir mit der Bewegung des Meeres eins. Wenn die Hände zum Körper kommen, spüren wir, wie der Brustkorb sich sanft weitet und den Einatem »zieht«. Dann tauchen die Hände mit dem fließenden Ausatem nach unten ab und schieben, wie eine anrollende mächtige Woge, schräg nach vorne oben. Wenn die Hände den Höhepunkt vorne oben erreicht haben, bricht sich in unserer Vorstellung der Wellenberg in tosender Gischt und rollt wie im Sog der Ebbe – zusammen mit dem Einatem – zunächst nach unten und dann auf der aufsteigenden Kurve der Lemniskate mit unseren Händen zu den Schultern zurück, um aufs Neue von dort wieder abzutauchen, von unten nach oben einen neuen Wellenberg aufbauend, der sich wieder vorne bricht.

- Wir wiederholen dieses Vor- und Zurückfluten je zwanzigmal mit dem linken und dem rechten Bein vorne (seitenverkehrt).

- Die Kunst bei dieser Übung liegt wiederum in der Vorstellung, mit der Dünung des Meeres eins zu werden, sich dem Gefühl hinzugeben, dass die Flut uns nach vorne schiebt und die Ebbe gleichsam wieder zurück ins Meer saugt. Wir lassen uns von der dünenden Bewegung der mächtigen Wogen rhythmisch hin- und hertragen, bis sich die Bewegung ganz mit dem Atemfluss koordiniert hat: Flut und Brandungswelle - Ausatem; Ebbe und Sog zurück ins Meer - Einatem; die Hände am Ewigkeitszeichen der liegenden Acht entlangfließend.

Ausklang

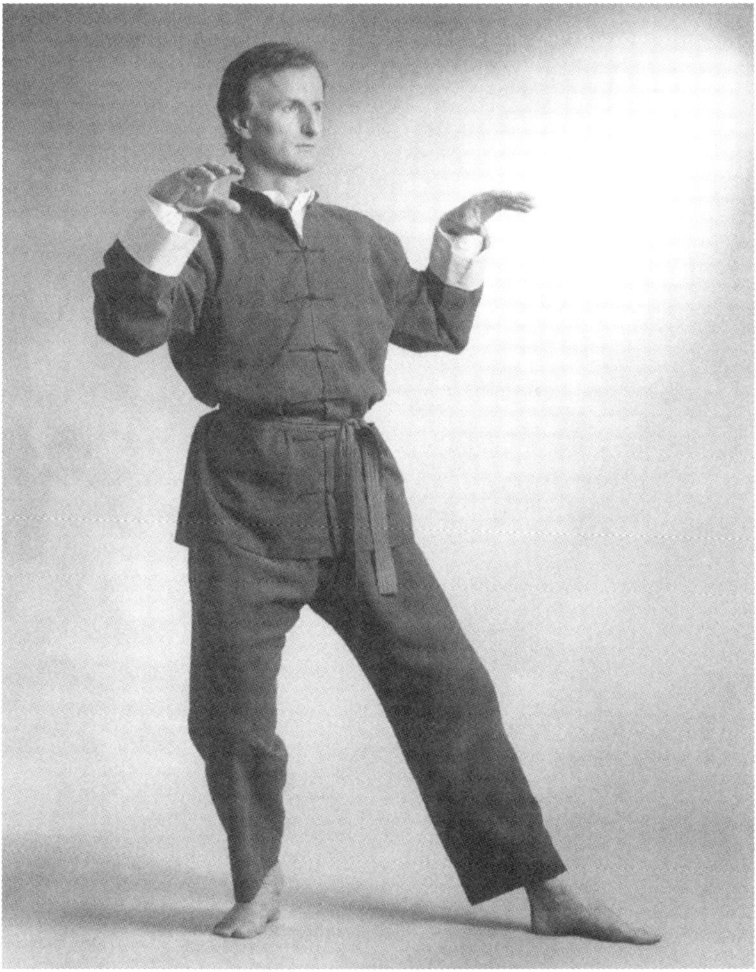

Die Brandungswelle (Abb. 1)

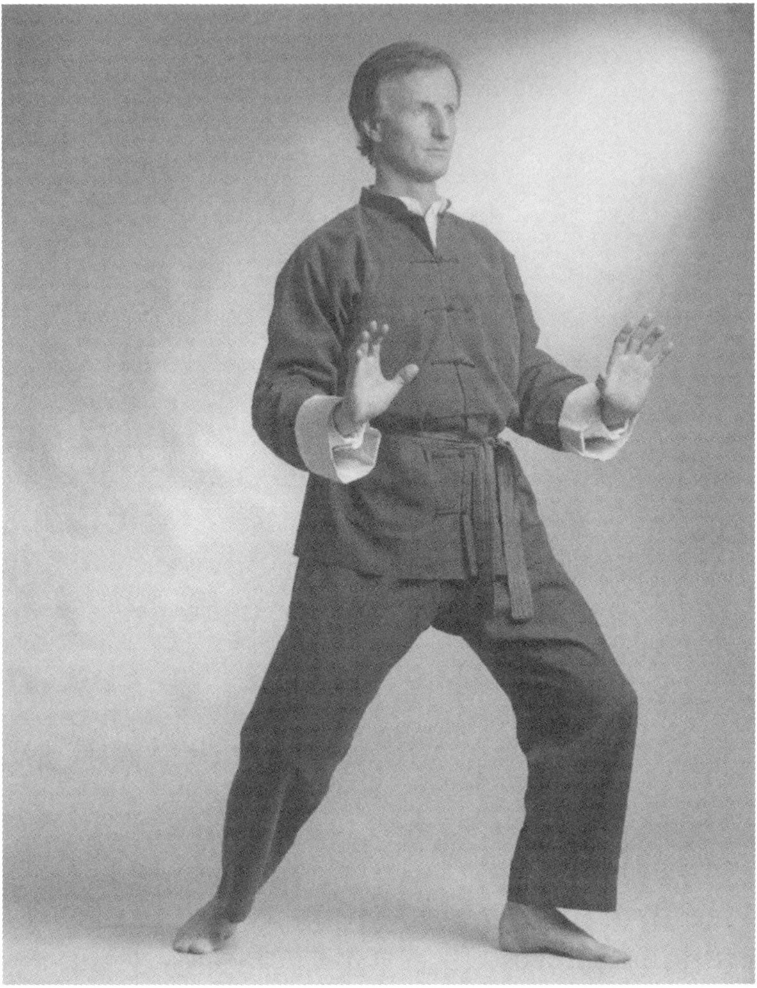

Die Brandungswelle (Abb. 2)

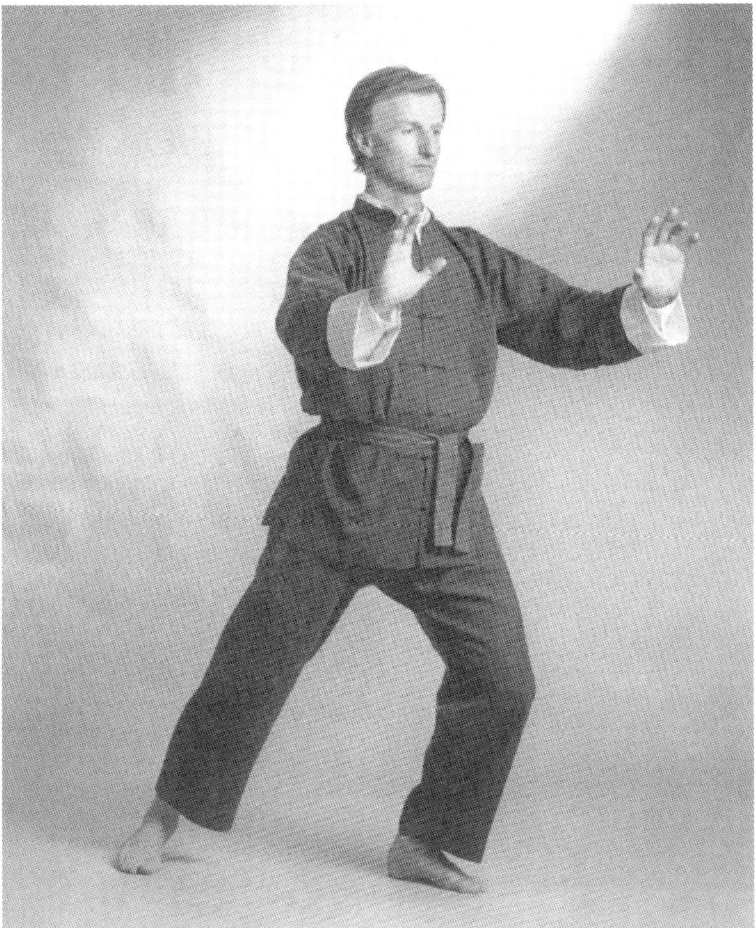

Die Brandungswelle (Abb. 3)

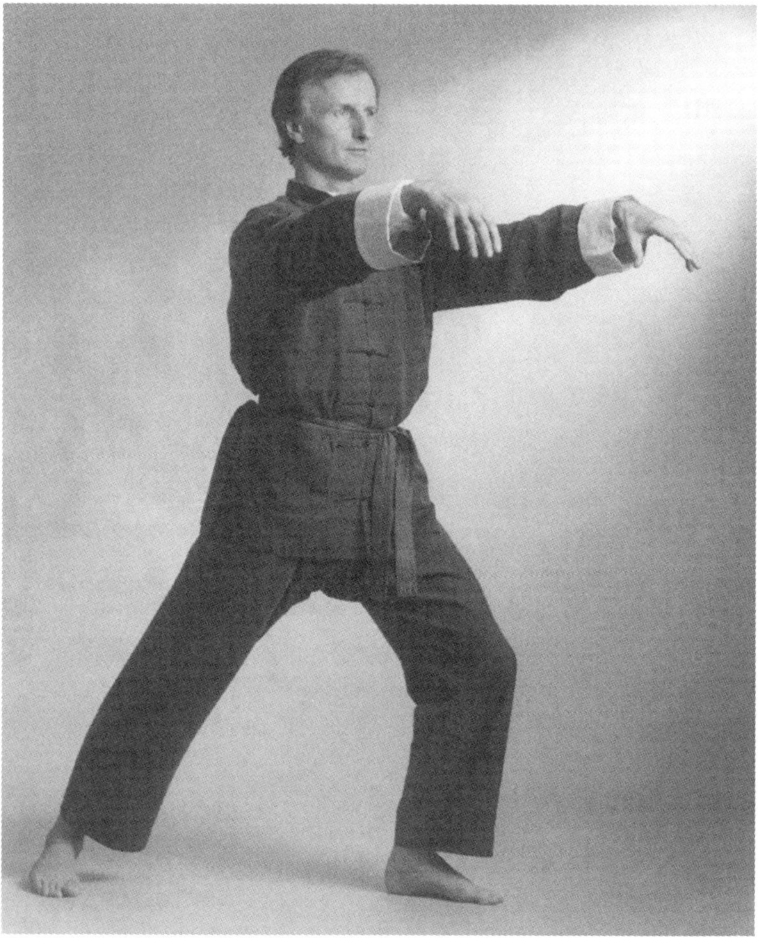

Die Brandungswelle (Abb. 4)

8. Das glückliche Kind spielt mit dem Luftballon

Einstimmung

Übung

- Wir leben uns in die Stimmung ein, als Kind zum Geburtstag gerade einen lang ersehnten großen Luftballon in unserer Lieblingsfarbe geschenkt bekommen zu haben, einen Luftballon, zart wie eine riesige Seifenblase.

- Wir spielen mit diesem Ball, indem wir aus der schulterbreiten Stellung gleichzeitig den rechten Arm seitlich nach rechts etwas über Schulterhöhe und das linke Bein seitlich nach links etwa 50 Zentimeter hoch wie in Zeitlupe anheben. Mit der rechten Hand schieben wir den dicken großen Luftballon schräg nach unten in die Mitte zwischen den Beinen (Abb. 1) und sehen, wie er – Einfallswinkel gleich Ausfallswinkel – vom Boden schräg nach links oben wieder abspringt. Gleichzeitig zu der Armbewegung des rechten Armes nach unten setzen wir auch den linken Fuß ab. Während der Ballon nun in unserer Vorstellung – wie in Zeitlupe – nach links oben springt, heben wir synchron den linken Arm und den rechten Fuß (seitenverkehrt zu der Ausgangsbewegung), um mit der linken Hand gedanklich den Ballon abzufangen (Abb. 2) und ihn wieder mittig vor uns auf den Boden zu schieben. Dabei verfahren wir sehr vorsichtig, als wollten wir vermeiden, dass die seifenblasenartig zarte Haut des Ballons durch unsere Aktion zerplatzen könnte.

- Wir wiederholen diesen Bewegungsablauf zehnmal je Seite und finden dabei wiederum den Rhythmus, bei dem Bewegung und Atem am besten miteinander harmonieren. Wir sind ganz präsent im Bild, als könnten wir sehen, wie der Ballon sich durch das Auftreffen am Boden sanft verformt und elastisch nach oben abspringt. Die Hände gleiten mit ihm nach oben, um ihn nicht durch zu harten Zugriff beim Nach-unten-Führen zu verletzen. Die Bewegungsabläufe sind ruhig und fließend wie in stark gedehnter Zeitlupe und werden bei fortgeschrittenem Üben immer langsamer.

Ausklang

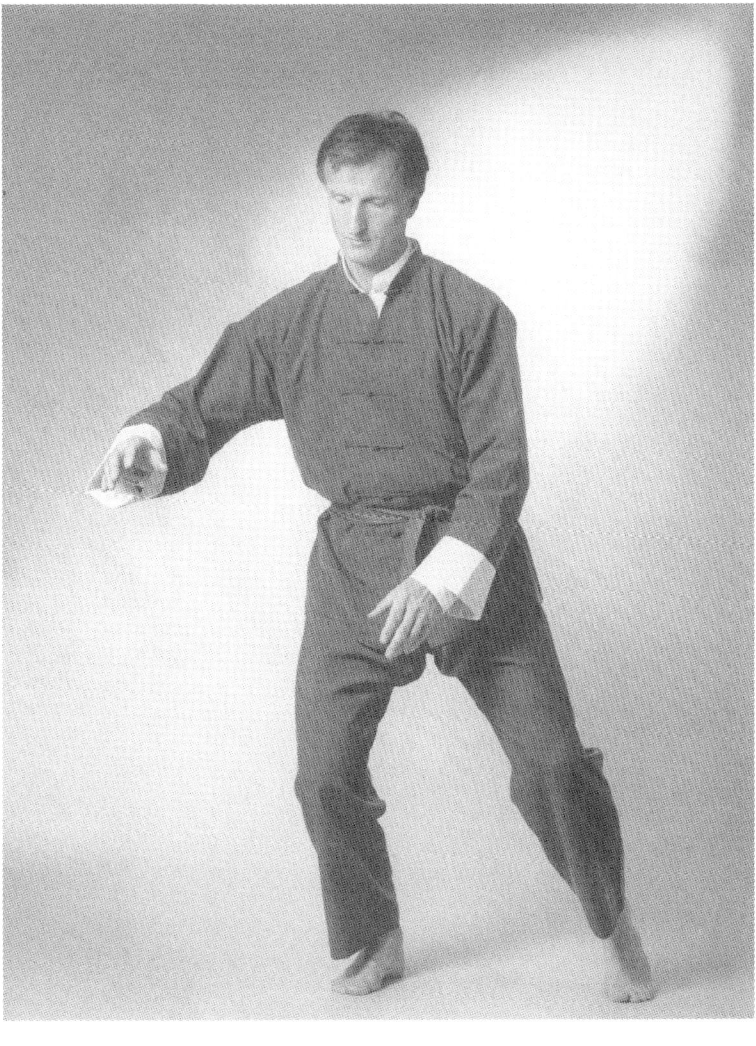

Das glückliche Kind spielt mit dem Luftballon (Abb. 1)

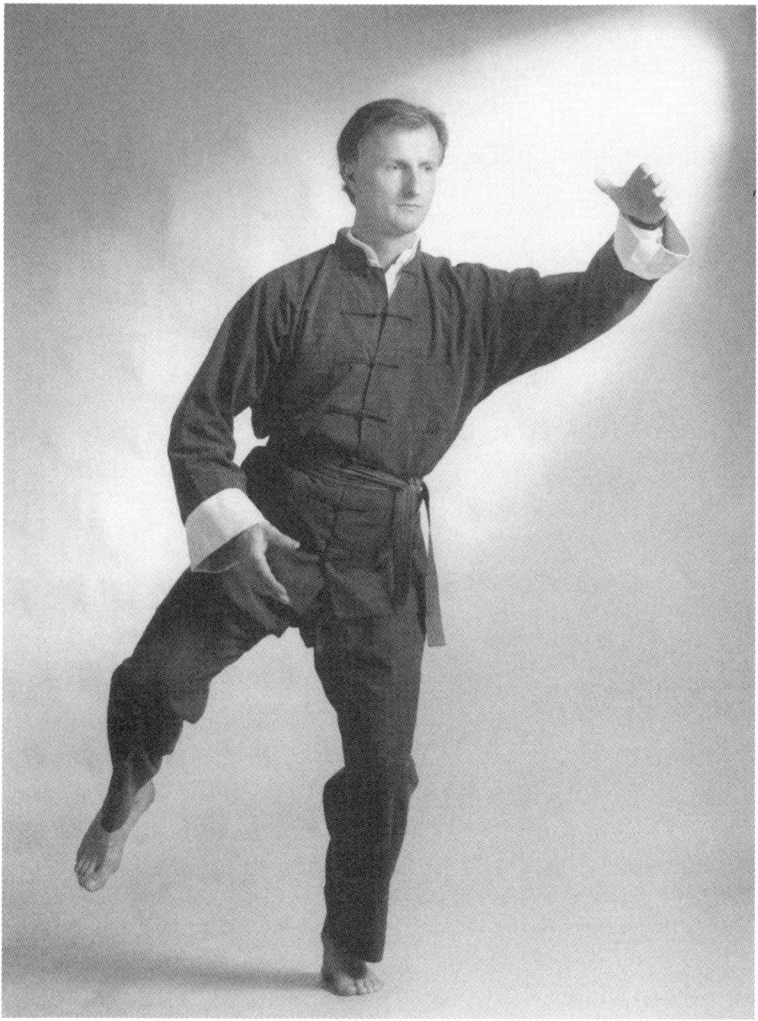

Das glückliche Kind spielt mit dem Luftballon (Abb. 2)

9. Zu Hause im Unendlichen

Einstimmung

Übung

- Wir halten die leicht geschlossenen Fäuste zueinandergekehrt mit den Handflächen nach oben vor dem Dantien (Abb. 1). Unsere ganze Konzentration ist auf die Fäuste gerichtet, wenn wir sie nun ganz langsam öffnen. Wir lassen sie wie in der Zeitrafferaufnahme einer sich öffnenden Blütenknospe so langsam aufgehen, bis in den fast ganz ausgestreckten Fingern ein leichtes, kaum merkliches Ziehen fühlbar wird, ein wenig so, als fühlten sie sich »pelzig« an, als läge ein Wattebausch auf den himmelwärts gerichteten Handflächen. Erst dann, wenn dieses Empfinden entstanden ist, heben wir den »Wattebausch« wie eine Energiewolke langsam nach oben (Abb. 2) bis etwa in Schulterhöhe an. Wir sind weiterhin ganz konzentriert und achtsam dabei, wenn beide Hände sich dort ruhig und fließend zu drehen beginnen, sodass die Handflächen einen Kreis beschreiben: Von der Ausgangsposition himmelwärts - zum Oberkörper - zum Boden - nach vorne - und schräg nach vorne oben steigend, so, als wollten wir die Energiewolke nach vorne oben zum Himmel schieben. Dabei strecken wir die Ellenbogen nicht ganz aus, sondern drücken nur so weit nach oben, dass sie noch leicht elastisch gedehnt bleiben (Abb. 3).

- Wenn wir in dieser Position angekommen sind, blicken wir über die Fingerspitzen hinweg in die Unendlichkeit. Wir spüren dabei ganz deutlich, wie es sich anfühlt, im Unendlichen zu Hause zu sein.

- Wir wiederholen die Übung zwölfmal. Der Atem fließt dabei ruhig und gleichmäßig in seinem eigenen Rhythmus, was wir wahrnehmen.

Ausklang

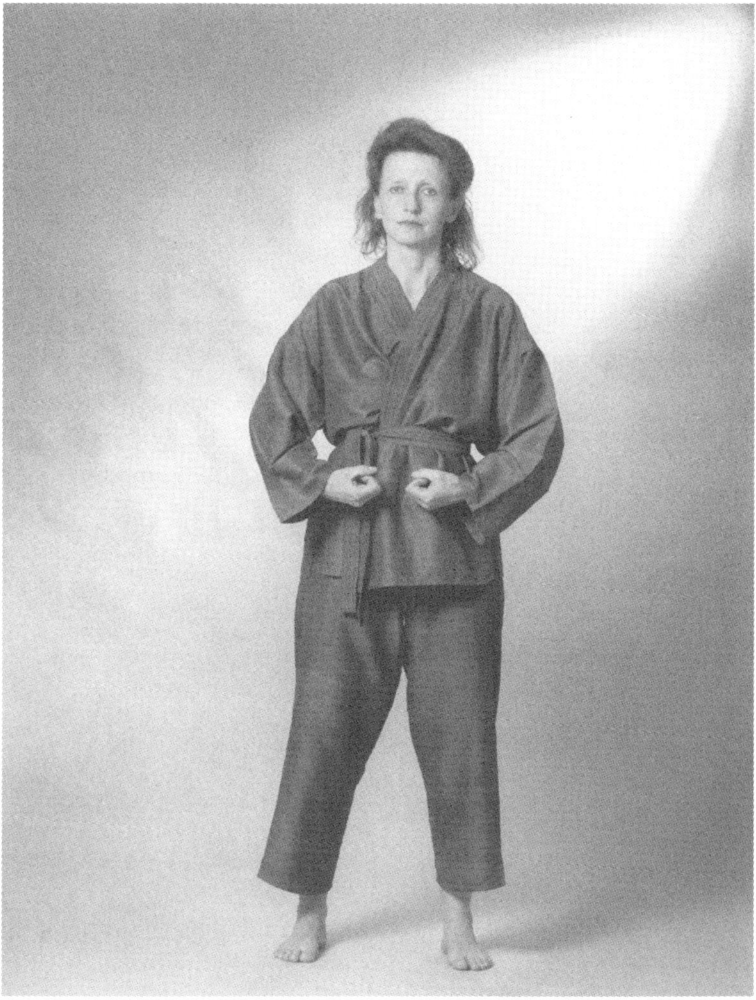

Zu Hause im Unendlichen (Abb. 1)

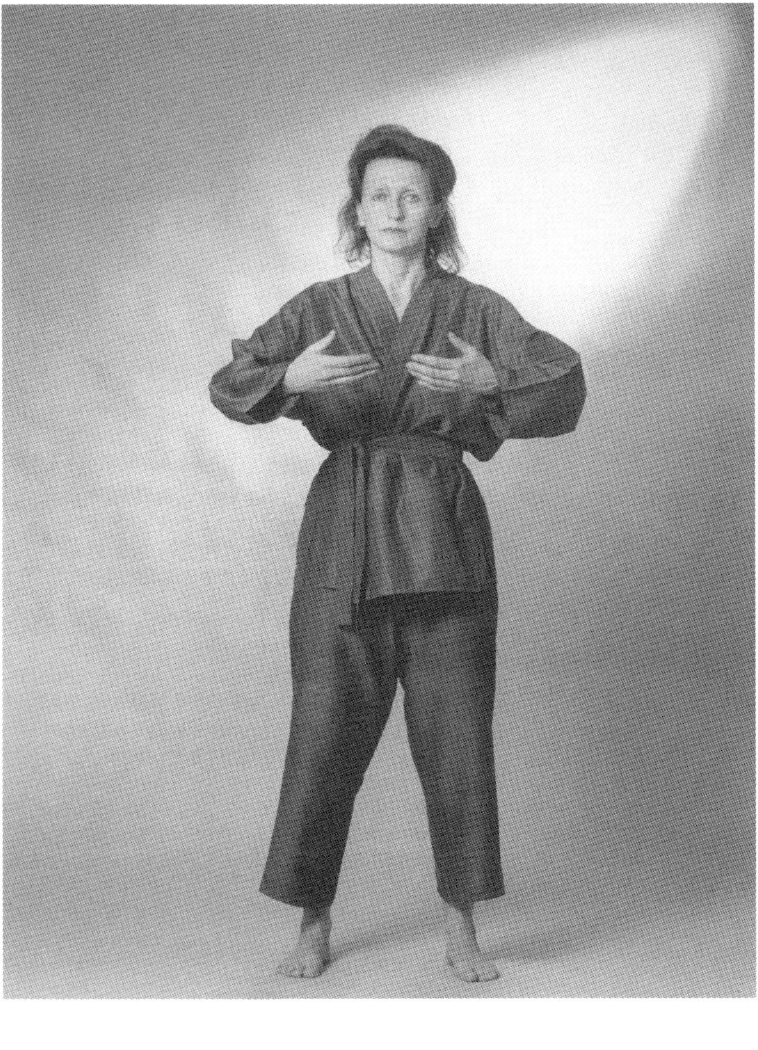

Zu Hause im Unendlichen (Abb. 2)

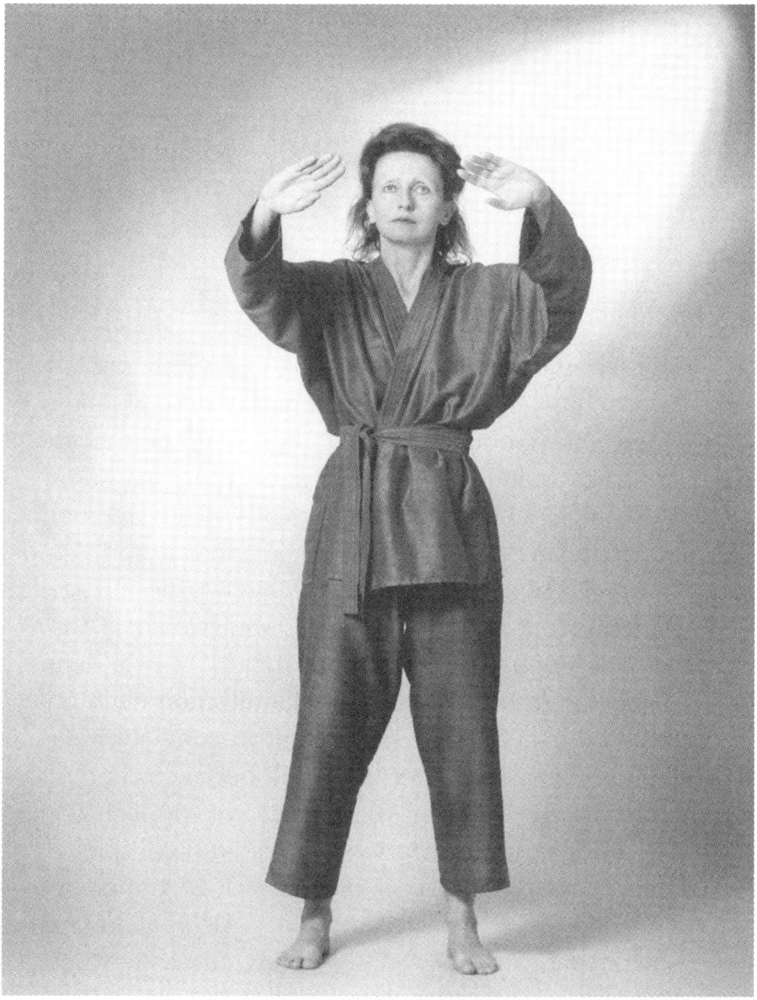

Zu Hause im Unendlichen (Abb. 3)

10. Im Fischerkahn über den Morgensee

Einstimmung

Übung

- Wir leben uns in die Vorstellung ein, auf einem langen, schmalen Fischerkahn, ähnlich einem Einbaum oder einer Gondel, stehend über einen See zu rudern. In schulterbreitem Stand in der Mitte des Kahns stehend, tauchen wir die Ruder voll konzentriert und vorsichtig in das Wasser ein, ohne dabei zu spritzen. Dazu führen wir die ausgestreckten Arme aus der hängenden Position nach hinten und seitwärts (Abb. 1) nach oben über den Kopf (Abb. 2), um sie dann parallel zum Körper mit den Handflächen nach unten zu drücken (Abb. 3). Diese Bewegung ahmt das lautlose Eintauchen der beiden Ruder nach.
  Vor unserem inneren Auge sehen wir förmlich den See in der Morgendämmerung, die ruhige, spiegelglatte Wasseroberfläche; die Tierwelt ist gerade am Erwachen. Wir wollen sie nicht aufschrecken und staken daher den Kahn so lautlos durch den See, dass dessen Oberfläche wie unberührt glatt bleibt. Nur vereinzelt fliegt ein Vogel aus dem Schilf auf. Die Morgennebel lösen sich über dem Wasser auf. Die ersten Sonnenstrahlen erwärmen die morgenfrische Luft. Lautlos gleitet der Kahn.

- Wir führen diese weit ausholende Bewegung der Arme (Ruder) etwa zwanzigmal durch und stellen uns nach dem letzten Mal vor, der Kahn glitte durch den Schwung noch eine Zeitlang ruhig durch den See.

Die Übung kann in zwei Spielarten durchgeführt werden:
- mit leichtem Absenken der Knie und aufrechtem Oberkörper beim »Rudern« oder
- mit tiefen Kniebeugen und gebeugtem Oberkörper.

Ausklang

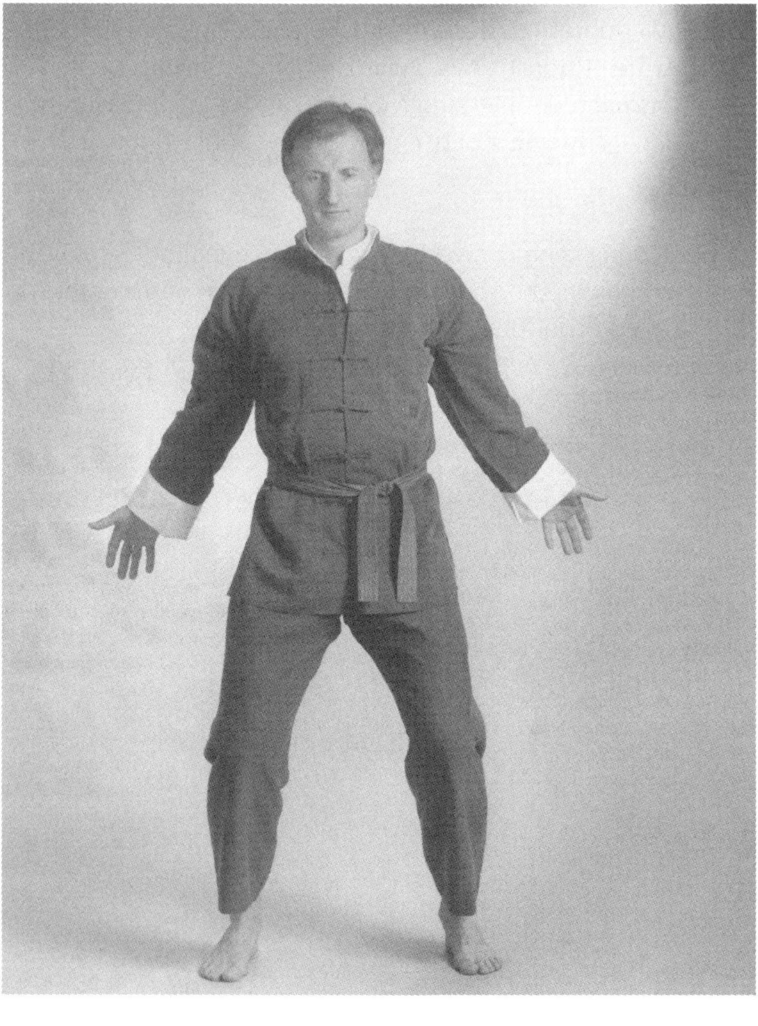

Im Fischerkahn über den Morgensee (Abb. 1)

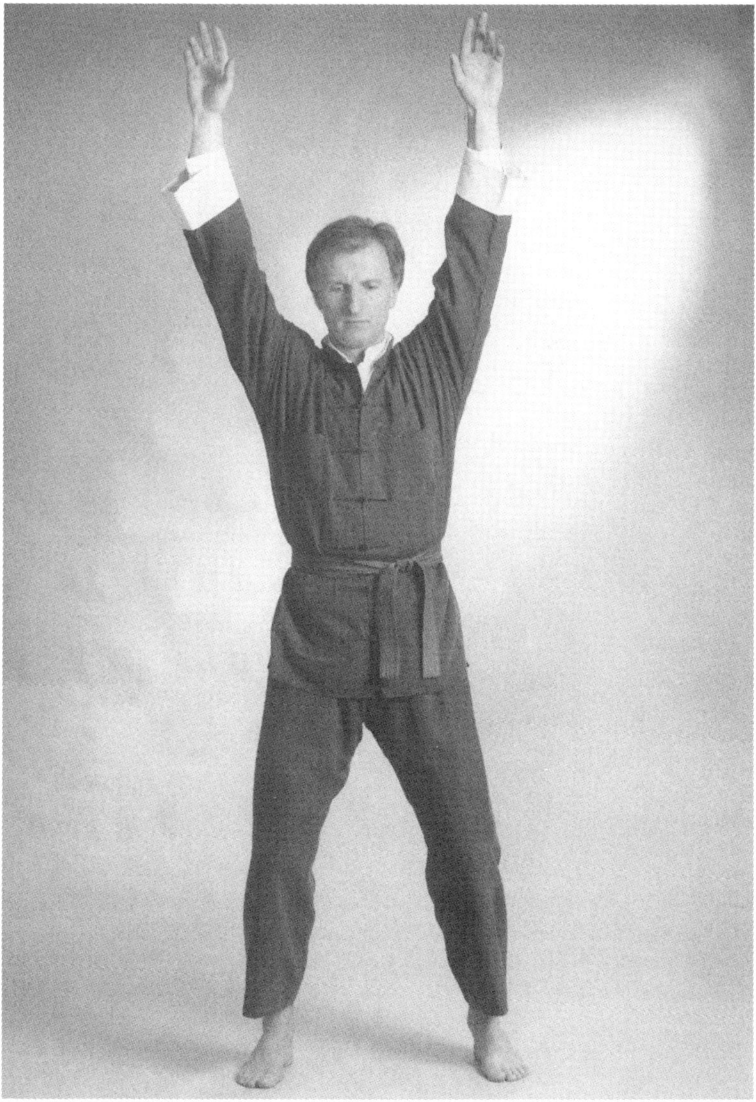

Im Fischerkahn über den Morgensee (Abb. 2)

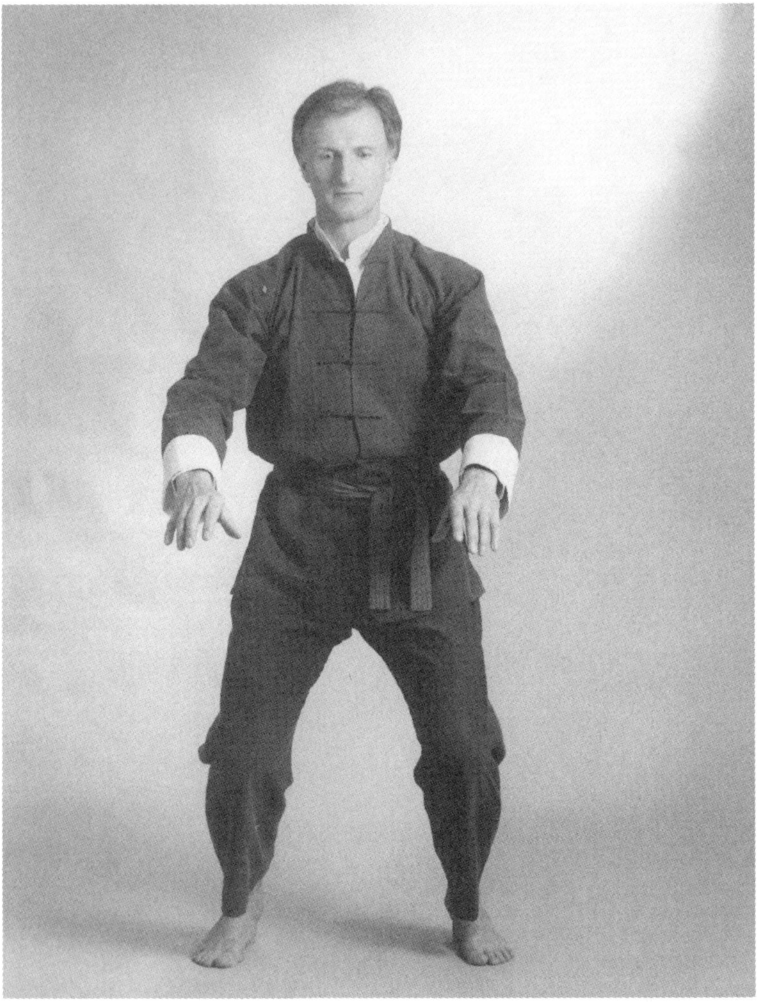

Im Fischerkahn über den Morgensee (Abb. 3)

11. Den Wasserbüffel am Schwanz zurückziehen

Einstimmung

Übung

- In unserer Vorstellung stehen wir inmitten eines in frischem Grün leuchtenden Reisfeldes mit einem Strohhut auf dem Kopf und wachen über einen Wasserbüffel. Wenn der Büffel nach rechts weggehen möchte, ziehen wir ihn sanft, aber bestimmt am Schwanz nach links zurück; will er nach links weg, so ziehen wir ihn nach rechts.

- Dazu holen wir aus der schulterbreiten Stellung mit der linken lockeren Faust an der rechten Hüfte aus (Abb. 1), setzen das linke Bein ein wenig nach vorne, verlagern das Gewicht darauf und führen den linken Arm halbkreisförmig von rechts unten leicht ausholend nach links oben (etwa Schulter- bis Augenhöhe) (Abb. 2), als wollten wir mit leicht geöffneter Faust den Büffel am Schwanz packen und nach links zurückziehen. Der Blick ist auf die lockerleicht geöffnete Faust in Augenhöhe gerichtet. Die rechte Hand führen wir in lockerer »Babyfaust« im Gelenk abgeknickt neben die rechte Pobacke (vgl. Abb. 2).

- Dann ziehen wir den linken Fuß wieder in die schulterbreite Stellung zurück, lassen beide Arme wieder aushängen und entspannen einen Moment lang vollkommen.

- Darauf seitenverkehrt dasselbe nach rechts: Den rechten Fuß unter Gewichtsverlagerung nach vorne setzen und dabei mit dem rechten Arm halbkreisförmig von links unten nach rechts oben ausholend mit luftigleicht geöffneter Faust den imaginären Büffelschwanz nach rechts ziehen. Wir schauen auf die Faust in Augenhöhe und spüren, wie der Blick gleichzeitig auf das Unendliche gerichtet ist. Die linke Babyfaust geht abgeknickt neben die linke Pobacke.

- Dann wieder in die schulterbreite Stellung zurückkehren und für einen Augenblick völlig entspannen.

- Die Übung zehnmal nach links und abwechselnd nach rechts wiederholen. Jeweils einatmen (!), wenn wir den Büffel ziehen, und ausatmen (!) in der entspannten Haltung in der Mitte.
  Dabei eine Frequenz (Rhythmus) finden, in der die Schnelligkeit des Bewegungsablaufs und der Atemfluss angenehm zueinander passen. Im Laufe der Zeit die Übung immer langsamer durchführen, sodass die Atemzüge ruhig und tief werden.

- Die Übung nochmals zehnmal nach links und rechts im Wechsel wiederholen. Ausatmen (!), wenn wir den Büffel ziehen und einatmen (!), wenn wir entspannt in der Mitte stehen.

- Die Übung abschließend je zehnmal wiederholen, dabei den Atem so fließen lassen, wie er selbst möchte und ihn nur beobachten.

- Immer wieder in das Landschaftsbild des Reisfeldes zurückkehren, den Wasserbüffel vor dem inneren Auge vorstellen und den fließenden Rhythmus der eigenen Bewegung und des Atems spüren.

- Für Fortgeschrittene: Während der Übung das Bewusstsein in das Dantien verlagern.

Ausklang

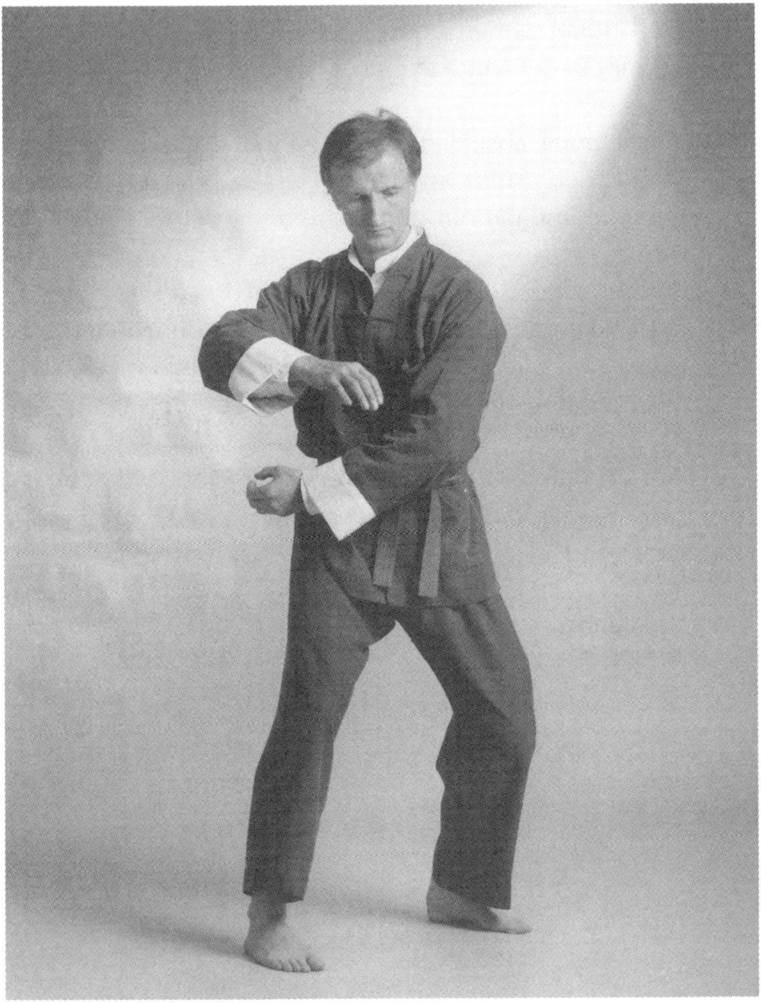

Den Wasserbüffel am Schwanz zurückziehen (Abb. 1)

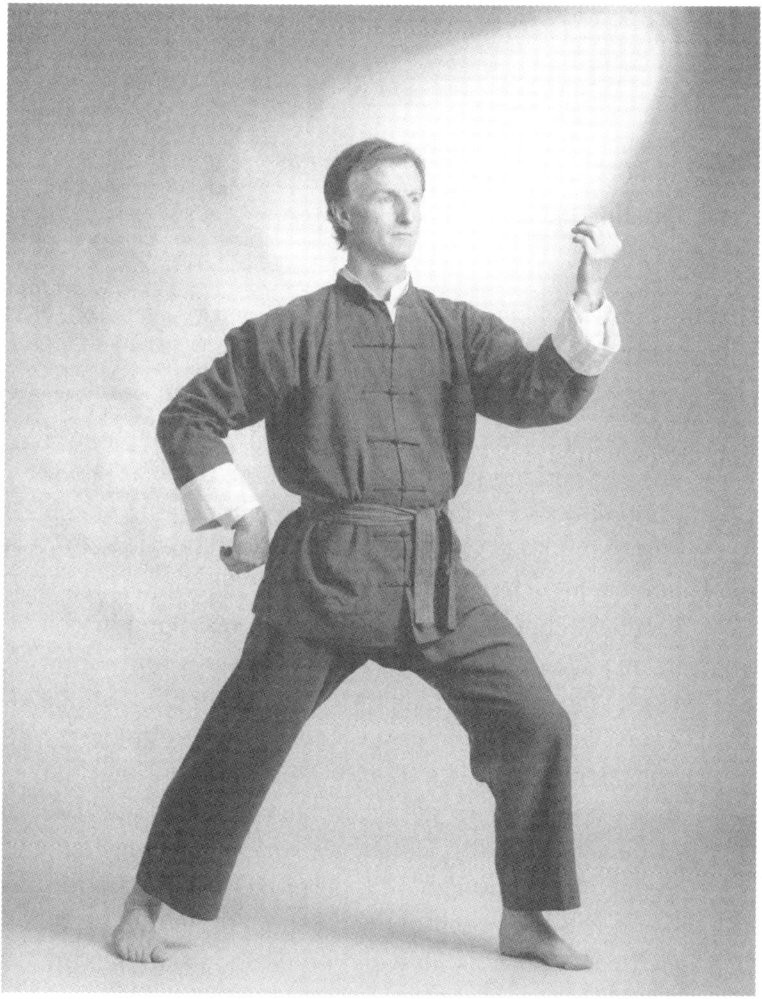

Den Wasserbüffel am Schwanz zurückziehen (Abb. 2)

12. Mit dem Flammenpfeil mitten ins Ziel schießen

Einstimmung

Übung

Wir drehen den linken Fuß um 90 Grad nach links aus und verlagern das Gewicht deutlich auf das etwas gebeugte rechte Bein. Dazu strecken wir den linken Arm nach links aus, als hielten wir in ihm einen Bogen. Achten Sie dabei darauf, den Ellenbogen nicht ganz durchzudrücken. Bei fast allen Übungen soll in den Gelenken noch etwas Spielraum und damit Elastizität erhalten bleiben! Zeigefinger und Mittelfinger der linken Hand sind ausgestreckt, Ringfinger und kleiner Finger gebeugt. Der Daumen liegt auf den gebeugten Fingern. Sie blicken nach links auf die ausgestreckten Finger, als wollten Sie mit feurigem Blick die imaginäre Pfeilspitze dort entzünden. Dann fassen Sie mit der rechten Hand in die vorgestellte Bogensehne und ziehen diese zusammen mit dem Einatem so weit auf, dass die rechte Hand bis auf die Höhe der rechten Schulter gelangt (Abb.). Mit dem Ausatem geben Sie dem Zug der Bogensehne nach und lassen die rechte Hand wieder in die Ausgangsstellung zurückkehren.

Wiederholen Sie dieses »Spannen« und Nachgeben fünfmal.
Nach dem letzten Spannen halten Sie inne und den Atem an. Dann lassen Sie die Sehne los und stellen sich dabei vor, den Flammenpfeil abzuschießen. Die Augen folgen in der Vorstellung dem Flug des Pfeils mit feurigem Blick. Das »Feuer in den Augen« ist von großer Bedeutung, da durch diese Vorstellung der Lebermeridian angeregt wird; in der traditionellen chinesischen Medizin korrespondieren die Augen als Sinnesorgan mit der Leber. Die die Sehne entlassende rechte Hand schwingt mit dem Ausatem in einem gelösten weiten Kreis nach hinten rechts aus. Nach einer kurzen Pause die Seite wechseln und die Flammenpfeile nach rechts abschießen.

Ausklang

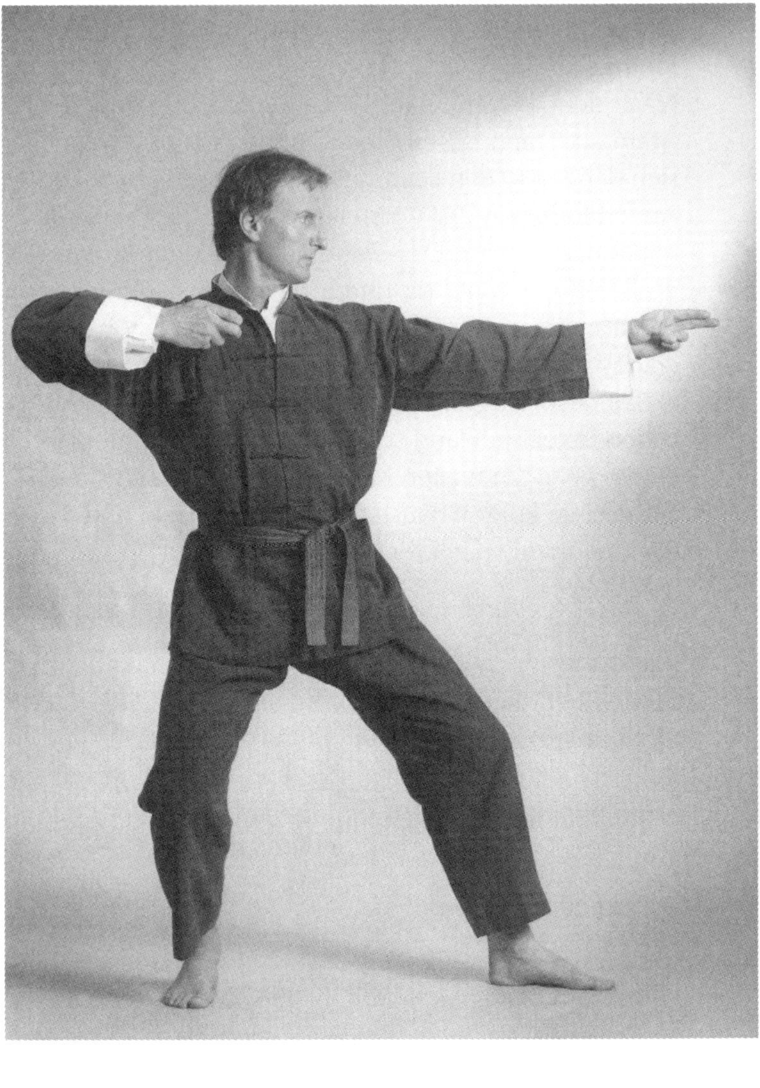

Mit dem Flammenpfeil mitten ins Ziel schießen

13. Mit dem Becken eine Spirale auf den Boden malen

Einstimmung

Übung

Wir stellen die Beine etwas weiter auseinander, gehen leicht in die Knie und blicken auf den Boden zwischen den Beinen. Dabei stellen wir uns vor, dort läge ein etwa ein mal ein Meter großes Reispapier und am Steißbein in Verlängerung der Wirbelsäule wie ein Senkblei ein Faden mit einem Pinsel. In unserer Vorstellung senken wir diesen Pinsel durch ein Nachgeben in den Knien so weit ab, dass er senkrecht unter dem Körper einen Tuschepunkt auf das Reispapier malt. Dann beginnen wir damit, von diesem Punkt aus eine sich öffnende Spirale nach links zu malen, bis diese so groß geworden ist, dass die kreisende Bewegung des Beckens an ihre Grenze kommt, und rollen die Spirale danach wieder rechtsläufig in ihr Zentrum.
Dabei ist darauf zu achten, dass wir mit dem Becken immer etwa auf derselben Höhe kreisen, da ja sonst der imaginierte Pinsel vom Papier abheben, bzw. einen Klecks durch zu starkes Absinken hinterlassen würde.

Die große Kunst bei dieser Übung ist es, ganz in der Vorstellung aufzugehen und dabei die Bewegung mit dem ruhig fließenden Atem wie von selbst ablaufen zu lassen.

Ausklang

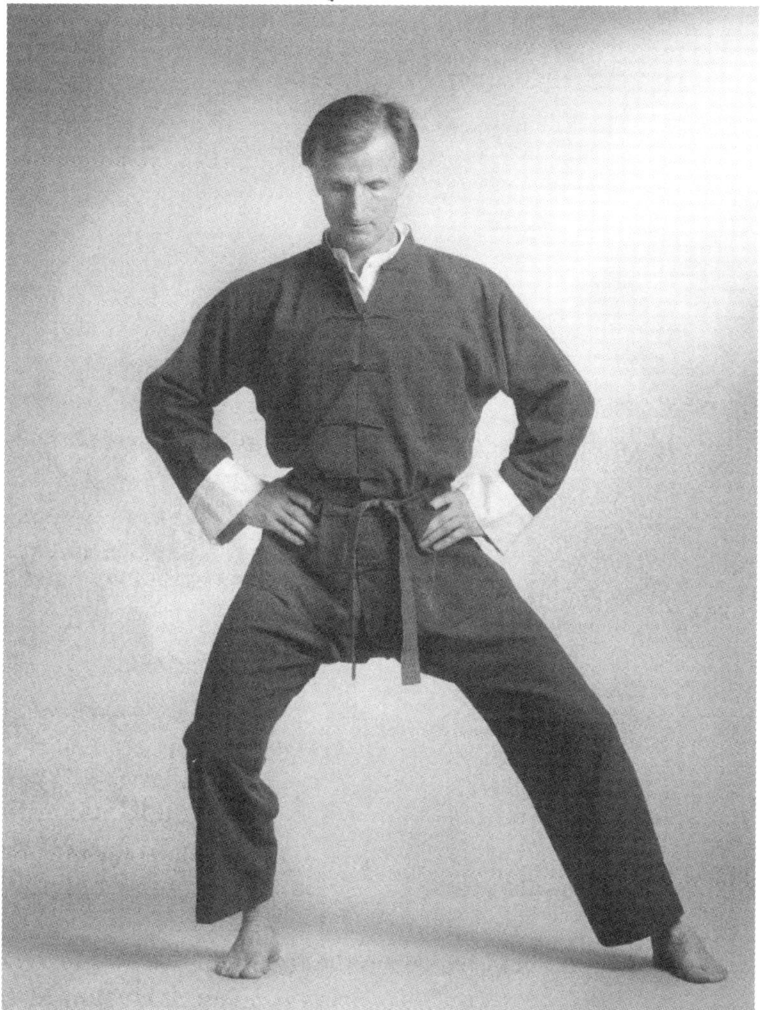

Mit dem Becken eine Spirale auf den Boden malen (Abb. 1)

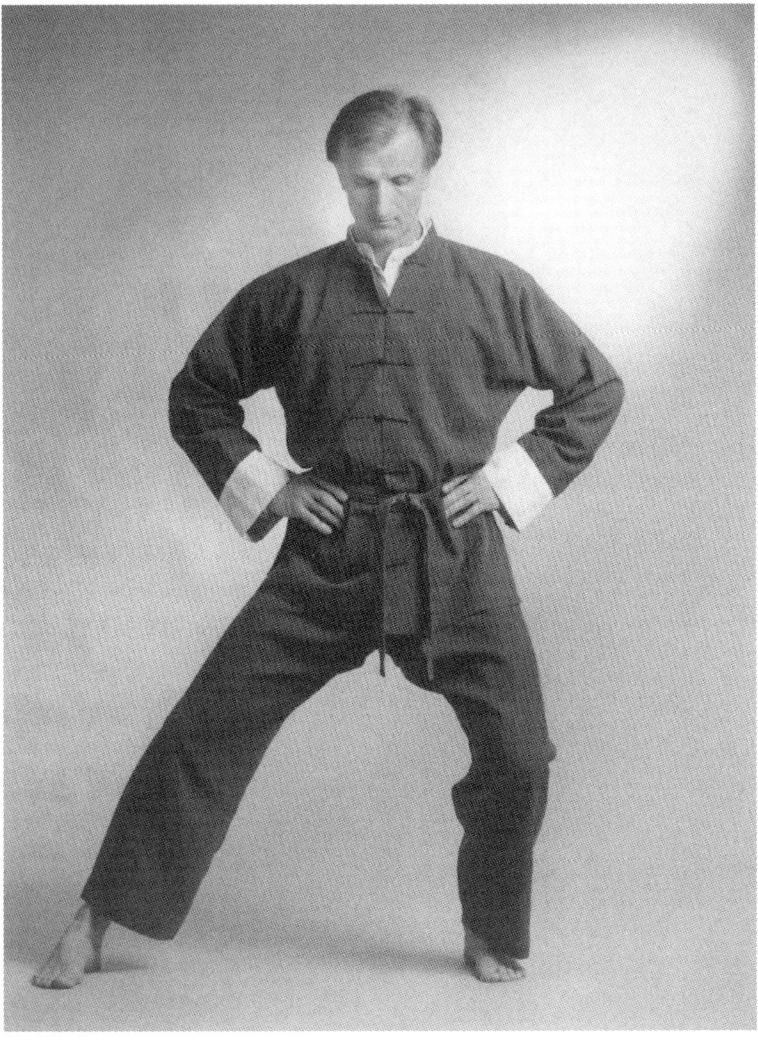

Mit dem Becken eine Spirale auf den Boden malen (Abb. 2)

14. Den Oberkörper kreisen lassen

Einstimmung

Übung

- Wir bewegen den Oberkörper leicht kreisend um die Mitte. Es ist nur eine kleine, kaum merkliche Bewegung, die nicht anstrengen soll. Kopf und Schultern verlassen die Mitte nach keiner Seite mehr als zehn Zentimeter. Wir können dabei die Neigung beobachten, selbst bei so kleinen Bewegungen den Atem zu kontrollieren oder gar anzuhalten. Die Kunst besteht darin, ihn frei fließen zu lassen bis er sich mit der Oberkörperrotation von selbst zu koordinieren beginnt. Normalerweise wird dabei der Einatem einströmen, wenn der Oberkörper nach hinten kreist und der Ausatem abfließen, wenn wir uns leicht nach vorne neigen.

- Die Achtsamkeit liegt ganz bei dem ruhigen Atemfluss und der kaum merklichen Bewegung. Mindestens zwölf mal im Uhrzeigersinn und zwölfmal entgegengesetzt kreisen.

Ausklang

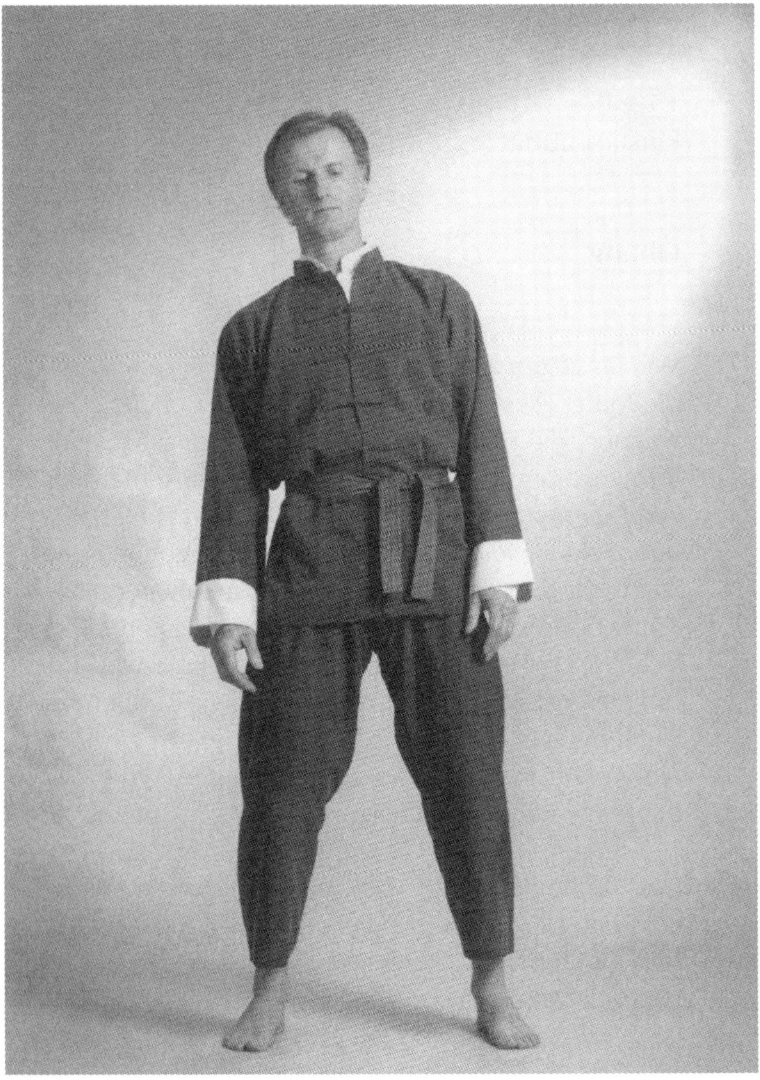

Den Oberkörper kreisen lassen (Abb. 1)

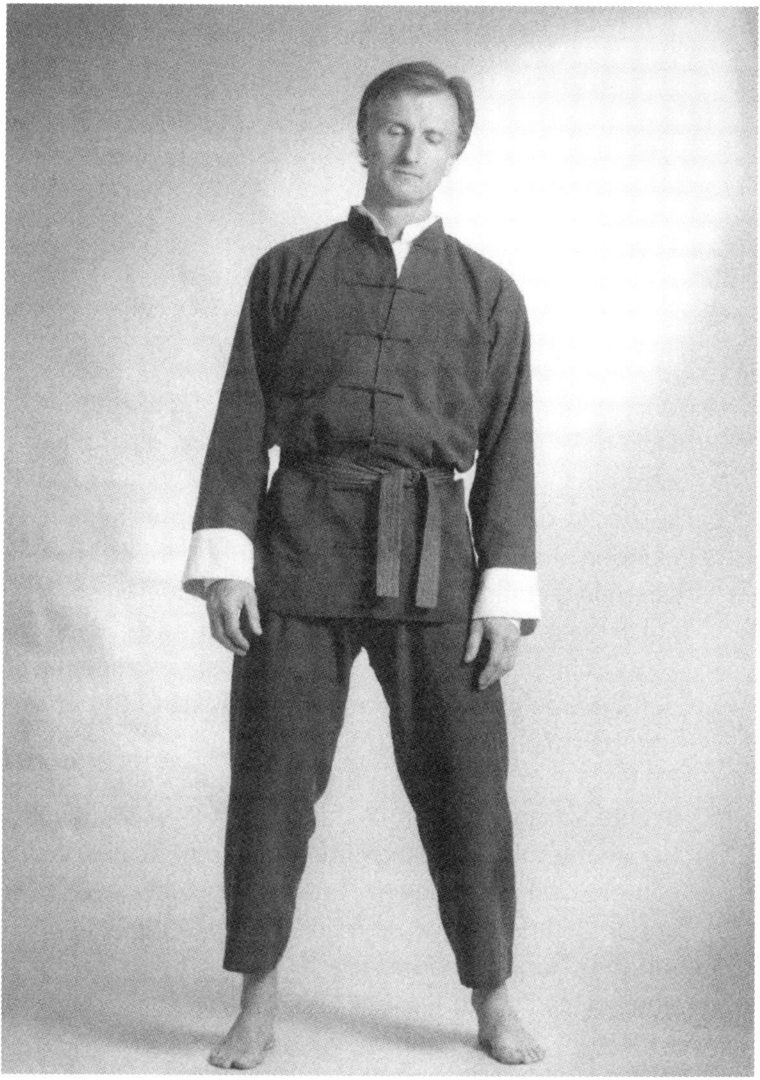

Den Oberkörper kreisen lassen (Abb. 2)

15. Der Drache schöpft den Vollmond aus dem nächtlichen Teich

Einstimmung

Übung

- Wir setzen das linke Bein aus der schulterbreiten Stellung einen weiten Schritt nach links vorne, verlagern das Gewicht auf dieses Bein, senken den Oberkörper in diese Richtung und schöpfen mit beiden Händen vor dem linken Bein in Bodenhöhe den silberglänzenden Mond aus einem imaginären spiegelglatten nächtlichen See (Abb. 1). Wir tragen diese Mondscheibe vor dem linken Bein fast senkrecht in den Himmel, belassen dabei das Gewicht auf dem linken Bein und das rechte Bein durchgestreckt (Abb. 2). Es ist durchaus möglich und sinnvoll, dabei eine leichte Spannung in der Waden- und Oberschenkelbeugemuskulatur des rechten hinteren Beines zu spüren. Danach verlagern wir das Gewicht deutlich auf das hintere rechte Bein und führen beide Hände mit den Handflächen in einem weiten Bogen nach unten seitlich zum Boden (Abb. 3).

- Wir wiederholen diesen Bewegungsfluss zehnmal auf dieser Seite und dann zehnmal seitenverkehrt auf der anderen.

- Besonders wichtig ist auch hier die Vorstellungskraft: Wir sehen das Spiegelbild des Mondes im Wasser, tragen ihn in den Himmel, wo wir ihn vor unserem inneren Auge wiederum erkennen, und führen die Arme dann durch die kühle Nachtluft gleichmäßig sinkend nach unten.

Ausklang

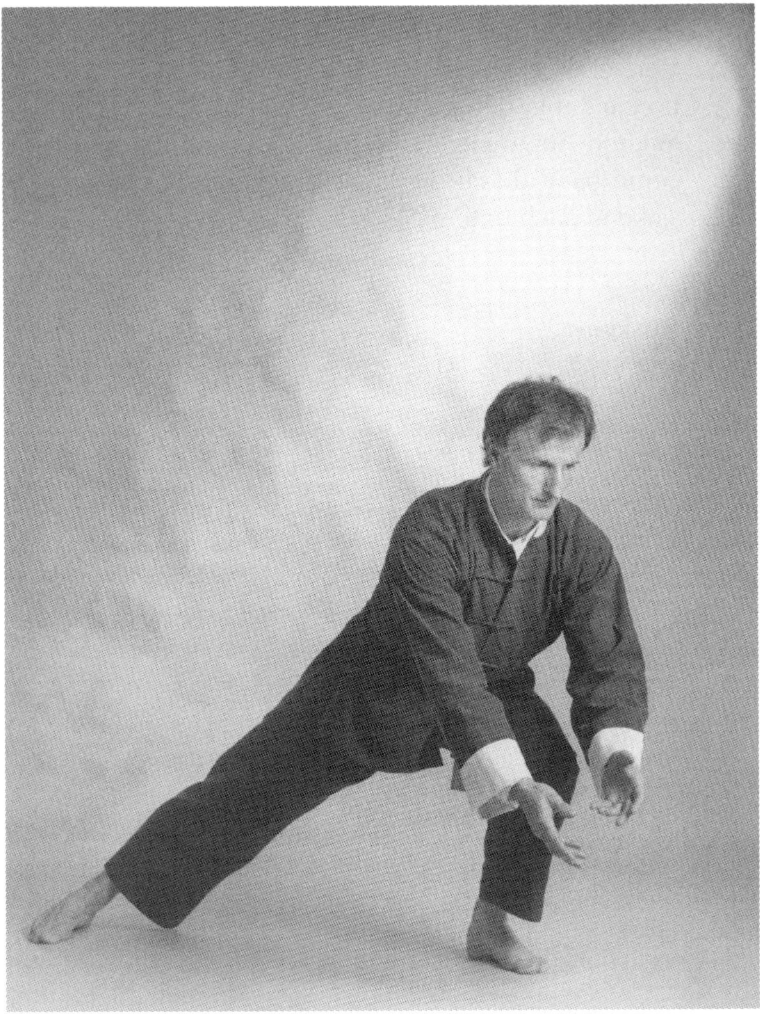

Der Drache schöpft den Vollmond aus dem nächtlichen Teich
(Abb. 1)

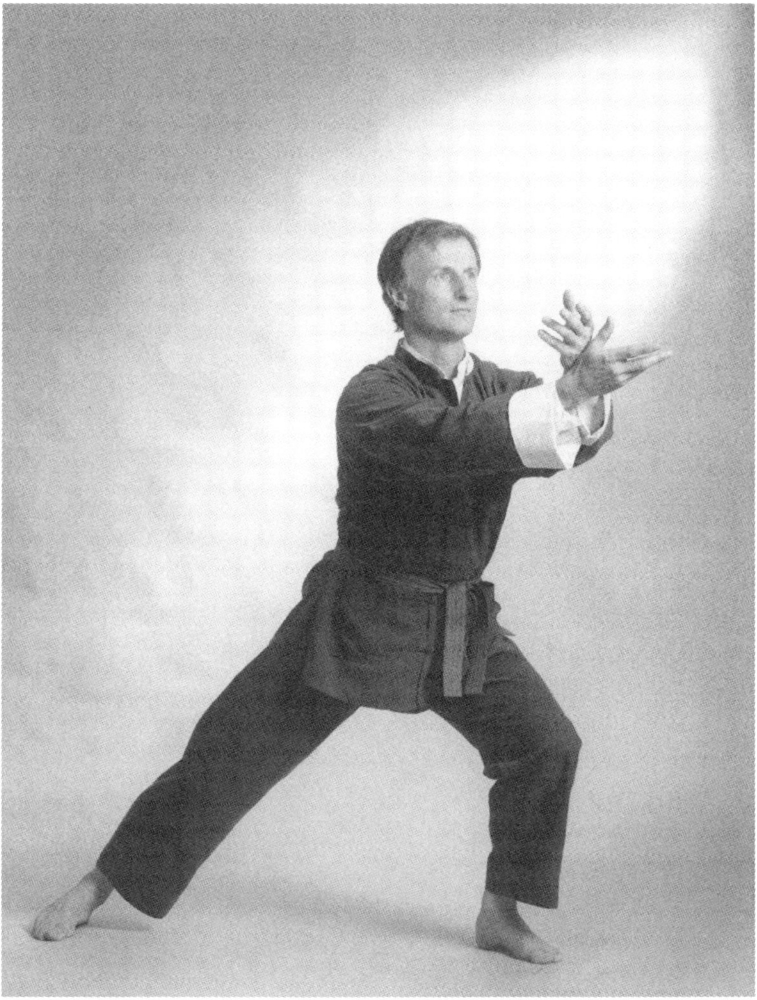

Der Drache schöpft den Vollmond aus dem nächtlichen Teich
(Abb. 2)

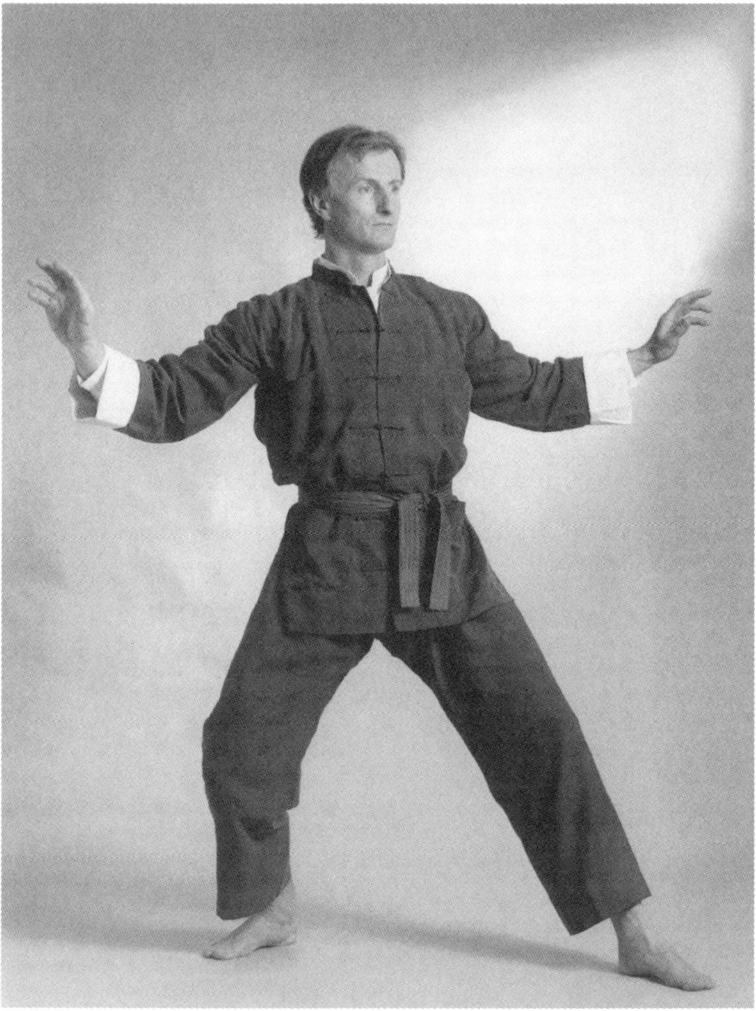

Der Drache schöpft den Vollmond aus dem nächtlichen Teich
(Abb. 3)

16. An den Seidenfäden ziehen

Einstimmung

Übung

- Wir heben die Hände etwas über Schulterhöhe neben die Schultern, die Handflächen zeigen zueinander. Wir entspannen die Finger vollkommen, sodass wir jeden Windhauch zwischen ihnen spüren können.

- Wir gleiten mit den Händen parallel zueinander mit geöffneten, entspannten Fingern nach vorne, ohne die Ellenbogen ganz durchzustrecken (Abb. 1).

- Dort angekommen, greifen wir mit Daumen und Zeigefingern je einen imaginären Seidenfaden, als wollten wir ihn vorsichtig von einer Spule abrollen. So ziehen wir die Fäden gleichmäßig, fließend zurück in die Ausgangsposition der Hände neben den Schultern (Abb. 2), um dort Daumen und Zeigefinger wieder bewusst voneinander zu lösen.

- Wir wiederholen diese Übung zwanzigmal.

- Entscheidend dabei ist, die volle Aufmerksamkeit

auf die Vorstellung des Ergreifens und gleichmäßigen Ziehens der Seidenfäden zu richten – ohne jede Unterbrechung der Konzentration, so, als hinge unser Leben an den Fäden, die durch unachtsames Ziehen jederzeit reißen könnten, ja, als ob wir die Zartheit der Fäden, dünn, wie Spinnwebfäden, beim Ziehen spüren könnten, jeden Augenblick bereit, das Ziehen zu unterbrechen, falls die Fäden reißen könnten.

- Die Bewegung der Arme – vor und zurück – in ruhig fließender Zeitlupe bringt dabei den aufrechten Körper leise, wie ein Schilfrohr im Wind, zum Hin- und Herschwingen. Fahren wir die Arme nach vorne aus, so schwingt er ein wenig zurück, um den Schwerpunkt abzugleichen. Ziehen wir sie wieder an, so ist es, als zögen wir uns an den Fäden ein wenig nach vorne in die Senkrechte. Nur wenn wir ganz entspannt stehen, wird diese Schwingung fühlbar, ohne dass sie unsere Achtsamkeit von dem Ziehen der Seidenfäden ablenkt.

- Unser Atem fließt ruhig, tief und entspannt.

- Wer die Übung im Bewegungsablauf schon gut kann, verlagert dazu seine Bewusstheit ganz in das Dantien.

Ausklang

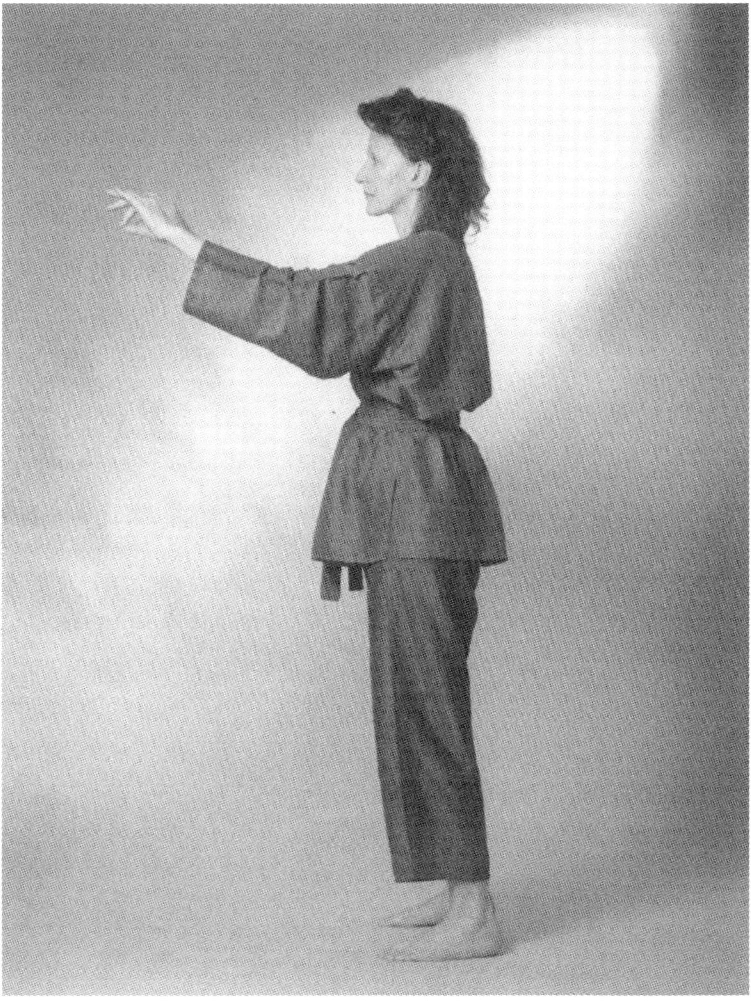

An den Seidenfäden ziehen (Abb. 1)

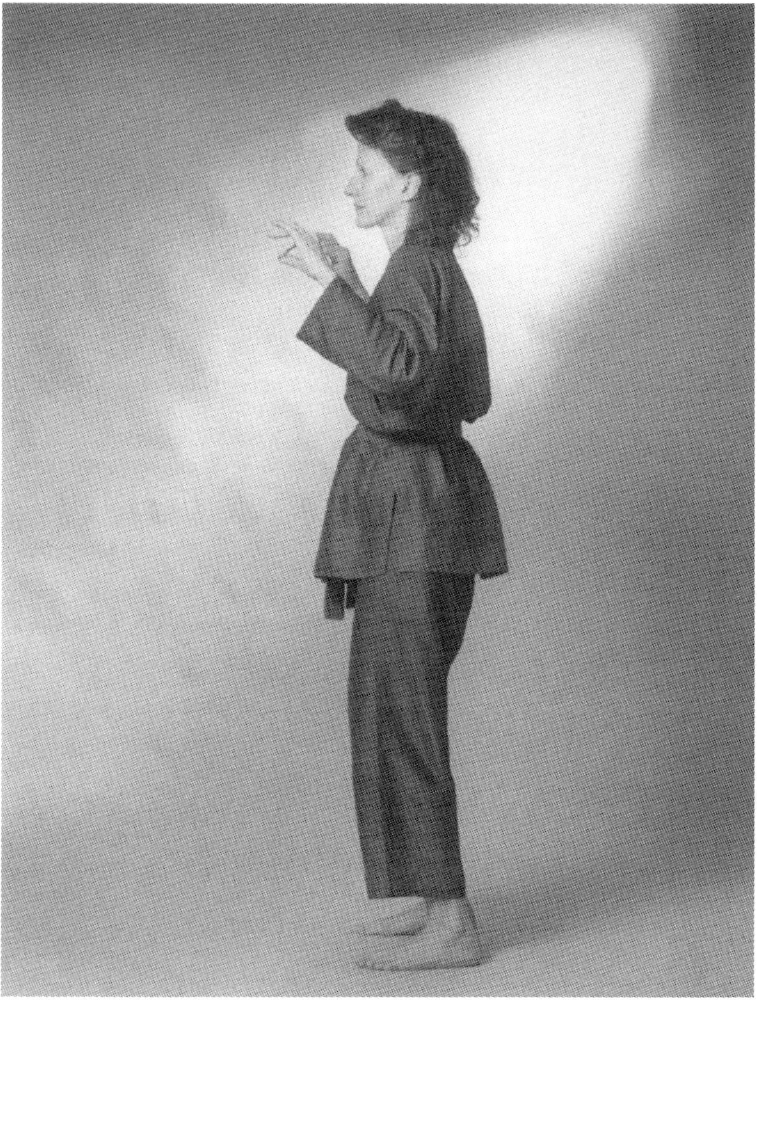

An den Seidenfäden ziehen (Abb. 2)

17. Das Nichts begreifen

Einstimmung

Übung

- Wir heben die Hände wiederum in Kopfhöhe rechts und links neben uns, als griffen wir an eine Reckstange.

- Wir entspannen die Hände dabei bewusst so vollkommen, dass wir auf der Hautoberfläche jeden noch so kleinen Windhauch spüren könnten.

- Dann beginnen wir, sie extrem langsam und bewusst mit den Handflächen nach vorne zu öffnen und die Finger dabei ganz behutsam so lange zu strecken (ohne sie dabei bis an die Endpunkte anzuspannen), bis in den Handflächen ein wattiges, pelziges, vielleicht sogar strömendes Empfinden entsteht, so, als würden wir unsichtbare Energiewattebäusche auf den Handflächen spüren.

- Erst wenn diese Empfindung vorhanden ist, beginnen wir damit, in extremer Zeitlupe die Hände fließend, Stück für Stück, zu leicht geschlossenen Fäusten zu schließen, und achten dabei darauf, während der ganzen Bewegung den Kontakt zu der in den Handflächen spürbaren Energie nicht zu verlieren, etwa so, als würden wir den Energieschwamm in den Händen ganz vorsichtig ausdrücken und die fließende Energie dabei kontinuierlich wahrnehmen.

- Wie fühlt sich die Energie des »Nichts« an? Wir konzentrieren uns mit jeder Faser unseres Seins darauf, das »Nichts« zu »begreifen«.

- Wenn die Fäuste ganz sanft geschlossen sind, beginnen wir von Neuem mit der Öffnung und können beim zweitenmal in den fast ganz geöffneten Handflächen die »Energiewatte« nun noch deutlicher spüren.

- Wir wiederholen diese Übung mindestens achtmal – möglichst langsam und fließend, ohne durch die Konzentration unseren Atem festzuhalten. Auch er fließt ruhig und tief.

- Abschließend die Hände mit entspannendem hörbarem Ausatem nach unten fallen und durchschwingen lassen.

Ausklang

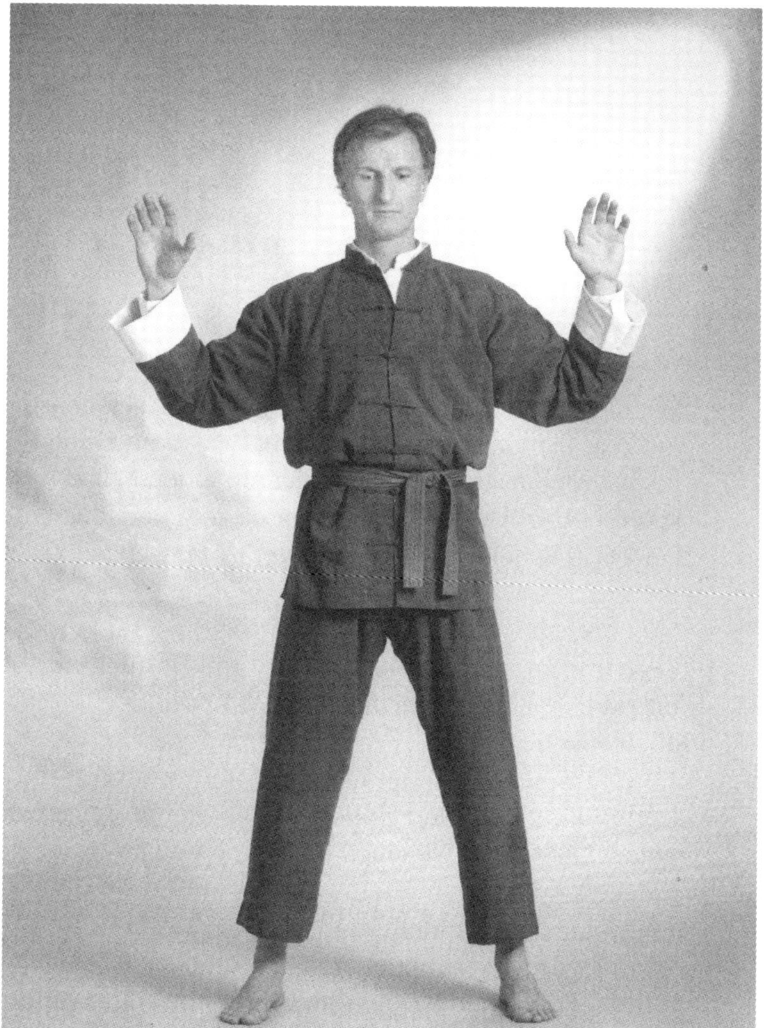

Das Nichts begreifen

18. Die Regulation des Qi

Einstimmung

Übung

- Wir halten die Hände mit völlig entspannten Fingern mit den Handflächen zum Himmel vor dem Dantien, bis wir ein »wattiges« Energieempfinden in ihnen spüren (Abb. 1). Dann tragen wir diese »Energiewolke« bis in Schulterhöhe nach oben.

- Nun drehen wir die Handflächen ganz langsam fließend zur Erde, ohne die Aufmerksamkeit auch nur für den Bruchteil einer Sekunde von der Drehung abzulenken (Abb. 2).

- Dann führen wir die Hände langsam fließend nach unten, als wollten wir einen Ball damit unter Wasser drücken.

- Vor dem Dantien angekommen, drehen sich die Handflächen wieder voll bewusst himmelwärts, die »Energiewatte« empfindend.

- Lassen Sie sich bitte gerade bei dieser Übung nicht von ihrer Einfachheit täuschen. Sie gehört zu den wesentlichsten und wirksamsten Übungen, die die alten Kampfkunstmeister von Generation zu Generation weitergegeben haben. Vorausgesetzt, Sie sind ganz bewusst dabei, spüren Sie die »Energiewatte«, die Zentriertheit im Dantien, den sanft einströmenden Einatem beim Heben der Hände und den Ausatemstrom beim Senken. Immer, wenn die Achtsamkeit »ausbrechen« möchte, den Geist wieder »einsammeln« und zur Bewegung zurückführen!

Ausklang

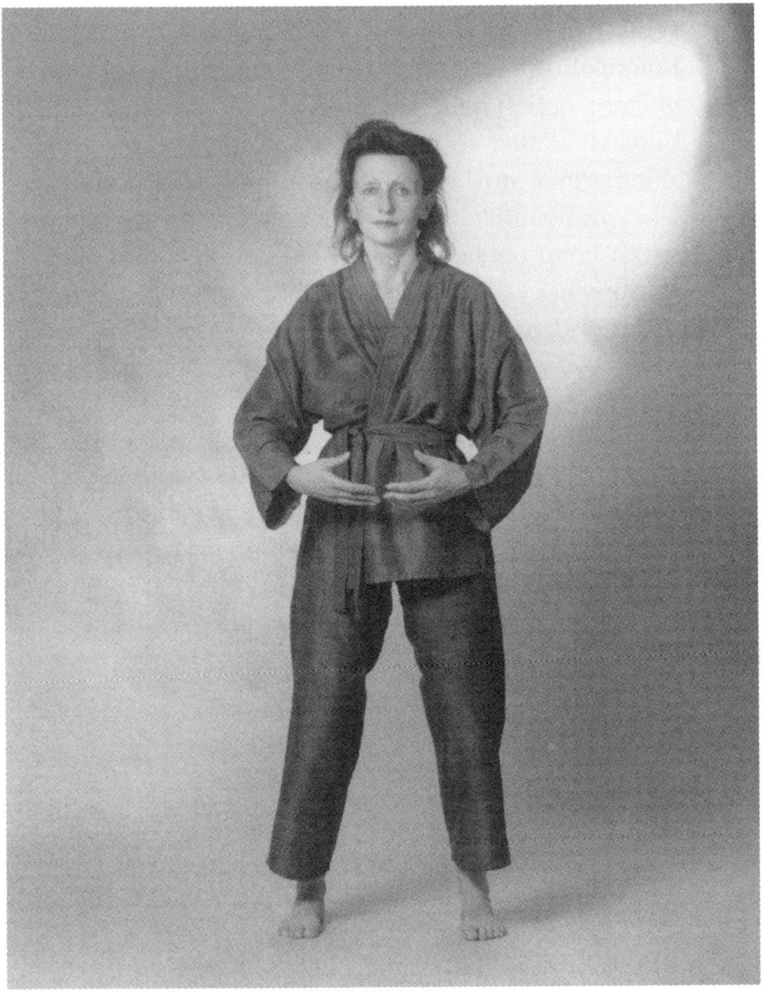

Die Regulation des Qi (Abb. 1)

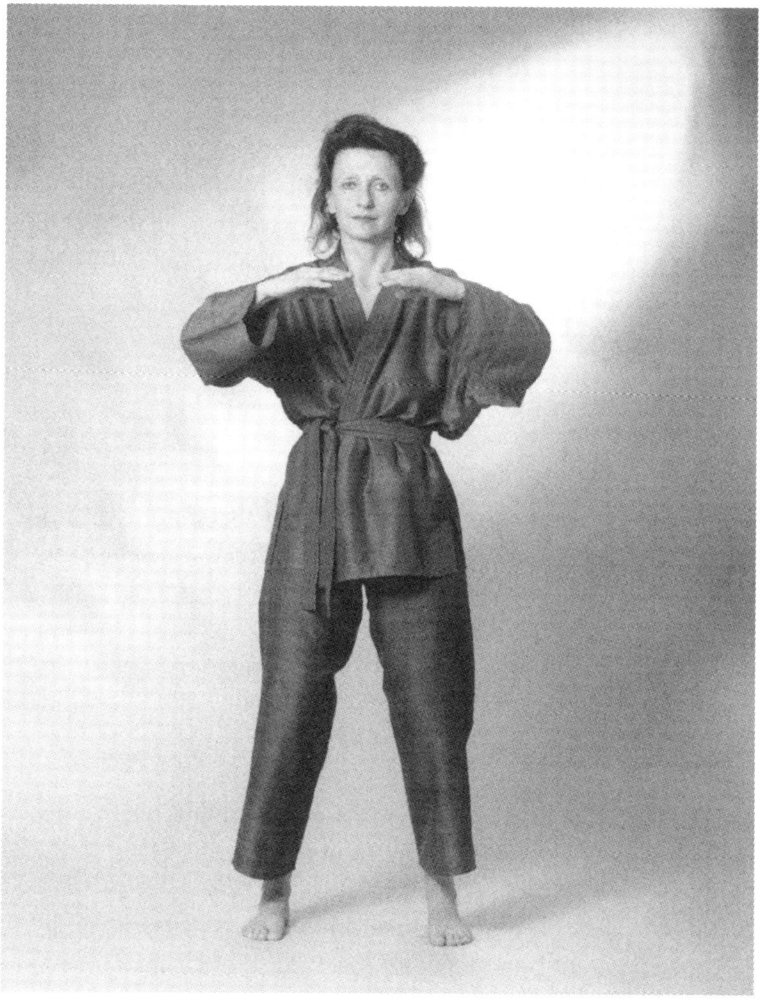

Die Regulation des Qi (Abb. 2)

19. Stehen in der Ewigkeit

Zum Abschluss der Übungen im Stehen folgt deren Krone und Essenz: das stille Qigong-(Zen-, Taiji-)Stehen. Diese Übung besteht gleichsam nur aus der Einstimmung und dem Ausklang.

Einstimmung

- Wir stehen locker und entspannt, als hingen wir am Scheitel an einem Faden am Himmel in schulterbreitem Stand.

- Wir krallen uns einen Moment mit den Zehen in den Boden, um uns den Kontakt der Fußsohlen mit dem Boden ganz bewusst zu machen.

- Der Blick liegt ruhig und entspannt im Nichts. Er nimmt alles und nichts (Spezielles) wahr.

- Wir lauschen für einen Moment ins Nichts, als wollten wir neben den Geräuschen, die da im Hintergrund ablaufen, auch den Klang der Welten hören.

- Wir stellen uns vor, in unberührter, idyllischer Natur zu stehen und mit jedem Atemzug frische reine Frühlingsluft zu atmen.

- Wir entspannen uns noch einmal ganz bewusst vom Scheitel bis zu den Fußsohlen: entspannte Kopfhaut - Gesichtsmuskulatur - freie, weite Stirn - gelöster Nacken- und Schulterbereich - lockere Arme - die Wirbelsäule hängt an dem Faden, der unseren Kopf nach oben zieht - das Becken kann frei schwingen, wie ein Anker, der an der Ankerkette der Wirbelsäule hängt - die Knie haben etwas Spiel - die Fußsohlen stehen gleichmäßig belastet auf dem Boden, als wären sie in ihm verwurzelt.

- Wir lächeln unmerklich.

- Nun heben wir die Arme leicht an, bringen etwas Luft unter die Achselhöhlen, und legen die Hände wie auf einem Energiekissen vor dem Dantien in der Luft ab.

- Der Atem strömt ruhig. Wir nehmen die Kraft der Natur um uns in uns auf und fühlen uns glücklich.

- Wir stehen so mindestens drei Minuten und spüren dabei, wie die Energien im Körper strömen.

- Später steigern wir diese Übung bis zu zwölf Minuten und setzen uns dabei in den Knien noch etwas tiefer ab, ohne dabei in ein Hohlkreuz zu fallen. Die Wirbelsäule und das Becken hängen auch in der tiefen Position senkrecht aus.

Ausklang

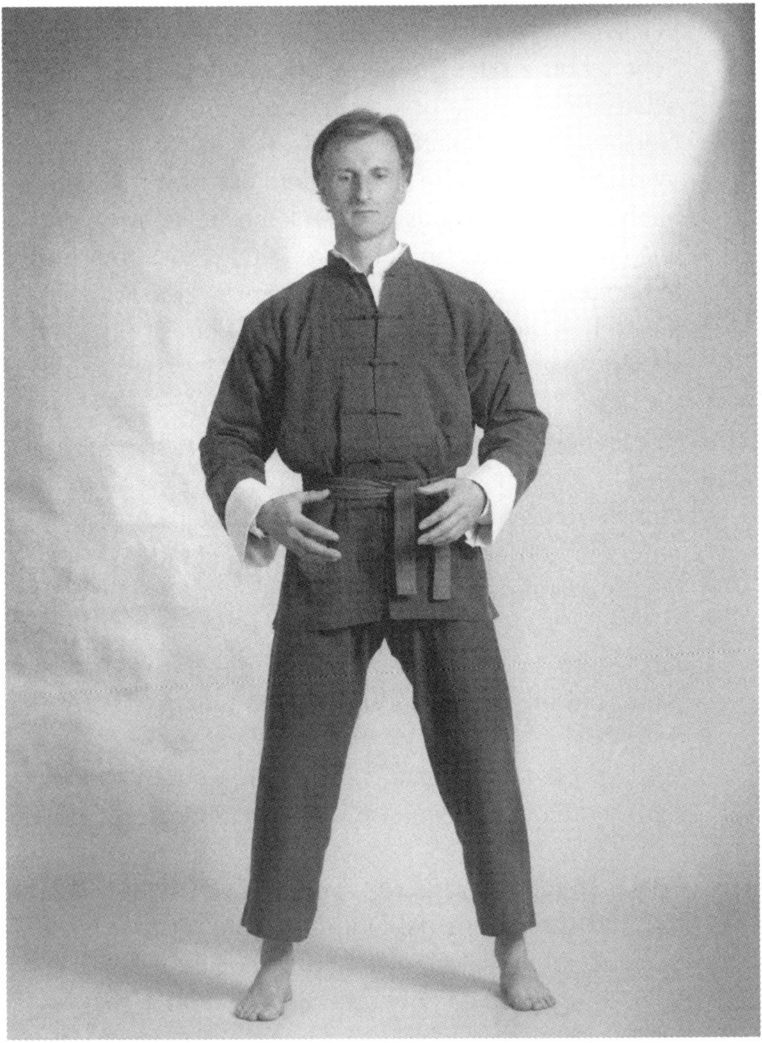

Stehen in der Ewigkeit

Übungen in halbhoher Position

1. Kniekreisen

- Wir stellen die Beine zueinander, sodass wir den Kontakt der Innenseite der Beine miteinander spüren können. Wir senken den Oberkörper und fassen mit den Händen die Knie. Dann lassen wir die Knie im Uhrzeigersinn zwölfmal kreisen, danach zwölfmal gegen den Uhrzeigersinn.

- Wir stellen uns vor, in frischer Morgenluft auf einem lichten grünen Reisfeld zu stehen.

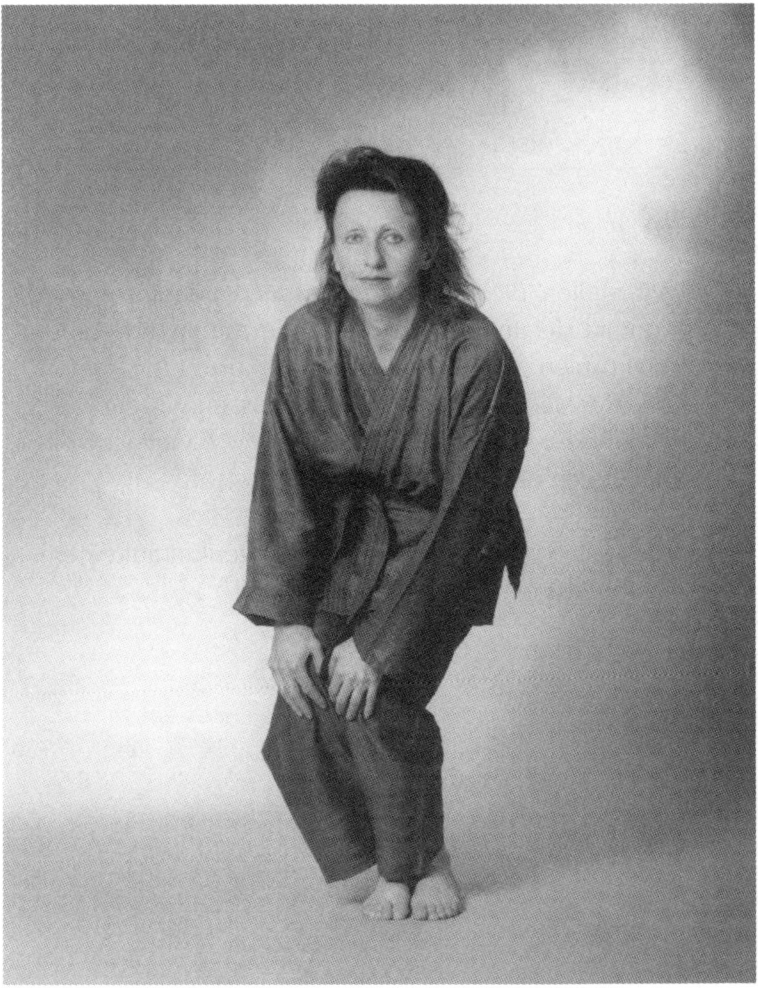

Kniekreisen (Abb. 1)

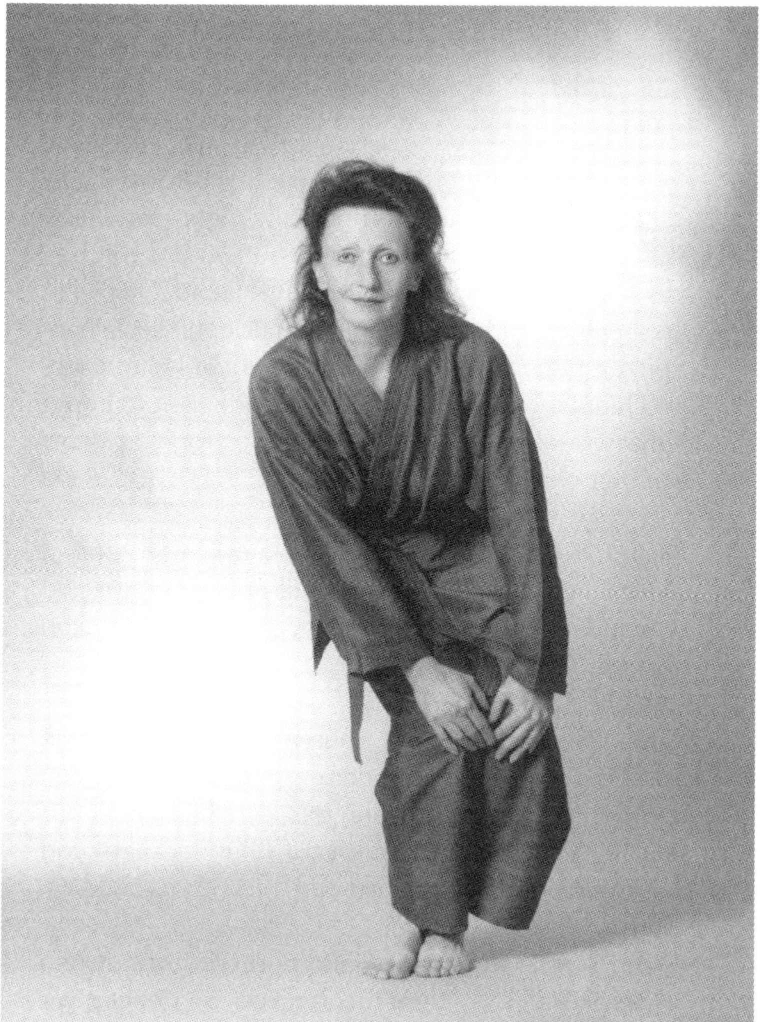

Kniekreisen (Abb. 2)

2. Die Käfer im Reisfeld betrachten

- Wir stellen in breiter Grätsche die Beine so weit auseinander, wie es gerade noch angenehm ist. Dann beugen wir das linke Bein und stützen uns mit beiden Armen dabei auf dem linken Knie ab. Die Ferse des rechten Fußes bleibt auf dem Boden, die Zehenspitzen heben wir nach oben an, sodass eine leichte Dehnung in der Wadenmuskulatur, am hinteren Oberschenkel und in der Sehne des rechten Beins spürbar wird (Abb.).

- Dabei stellen wir uns vor, auf dem lichten grünen Reisfeld zu stehen, den Strohhut auf dem Kopf und – staunend – einen Käfer im Gras vor dem linken Fuß zu beobachten.

- Sehen Sie ihn wirklich? Spüren Sie tatsächlich die frische Morgenluft auf dem sonnenbeschienenen Reisfeld? Wenn nicht, dann erinnern Sie sich an das zur Macht der Vorstellungskraft oben Gesagte und leben sich in das Naturbild ein!

- Dann wechseln wir die Seite und blicken auf den anderen Käfer vor dem rechten Fuß. So beugen wir abwechselnd zwölfmal auf der einen und dreizehnmal auf der anderen Seite das Bein und atmen bei jedem Beugen hörbar und tief aus.

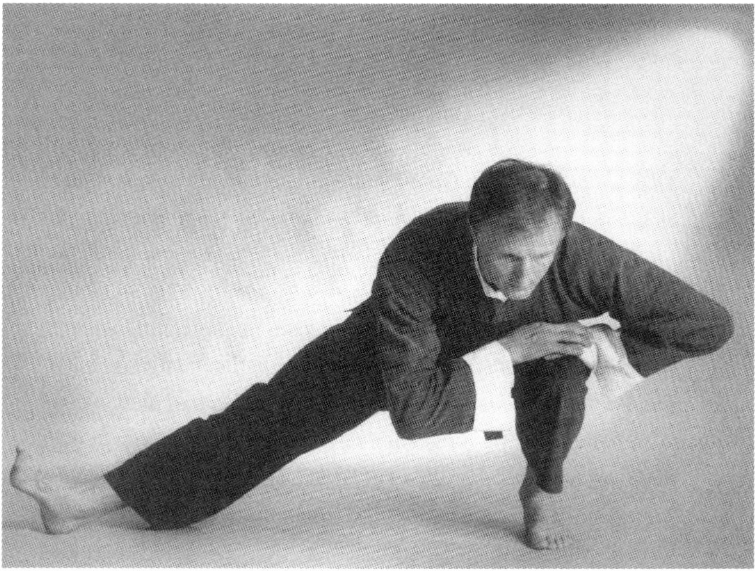

Die Käfer im Reisfeld betrachten

- Wir strecken die Arme parallel nach vorne aus und setzen uns tief in die Hocke ab, ohne dabei in ein Hohlkreuz zu fallen.

- Dann heben und senken wir die Fersen und atmen bei dem Nach-unten-Wippen deutlich hörbar aus. (Abb. 1) Wir können die Übung noch etwas intensivieren, indem wir die Aufwärtsbewegung höher nach oben gehen lassen (Abb. 2).

- Wir stellen uns vor, auf einem Wildpferd durch die unendliche Weite der Steppe zu galoppieren, den Wind in den Haaren.

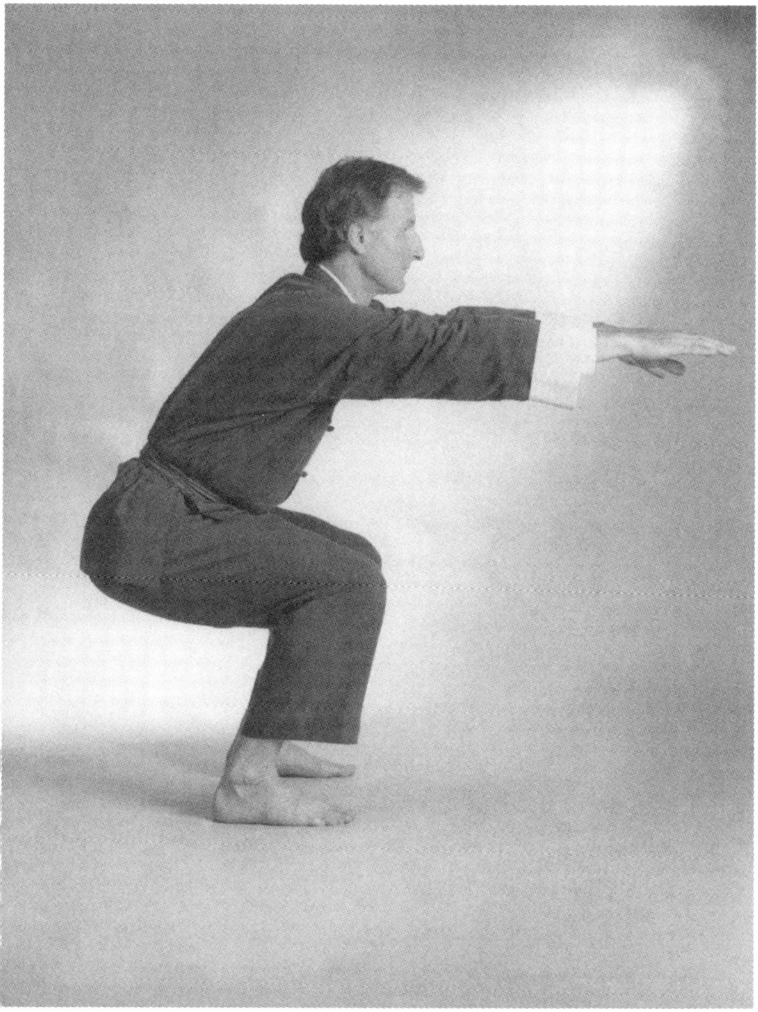

Auf dem Wildpferd galoppieren (Abb. 1)

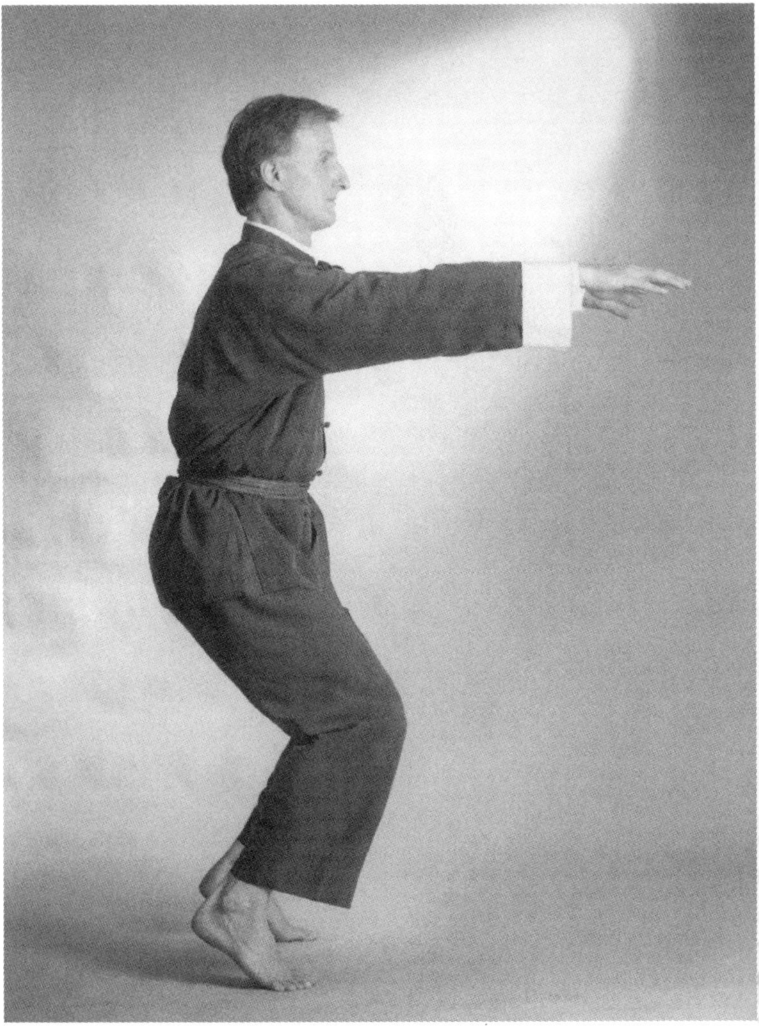

Auf dem Wildpferd galoppieren (Abb. 2)

4. Der Jagdhund auf der Pirsch

- Wir knien uns mit aufgestützten Armen auf den Boden, lassen den Bauch durchhängen und entspannen vollkommen bei ruhigem Atem.

- Dann heben wir den rechten Arm und das linke Bein an, beugen beide und spannen sie, so fest es uns möglich ist, an (Abb. 1). Es kann dabei durchaus dazu kommen, dass wir in Arm und Bein ein Zittern spüren. Diese Anspannung halten wir, während wir ruhig atmen, etwa zehn Sekunden.
  In unserer Vorstellung stehen wir als Jagdhund gespannt im Anstand und lauschen - wie zur Salzsäule erstarrt - nach der zu erbeutenden Wildente.

- Dann, auf dem Höhepunkt der Spannung, strecken wir den rechten Arm und das linke Bein lang aus und atmen entspannt in diese Streckung. Der Blick geht nach vorne in Richtung der wegfliegenden Wildente (Abb. 2).

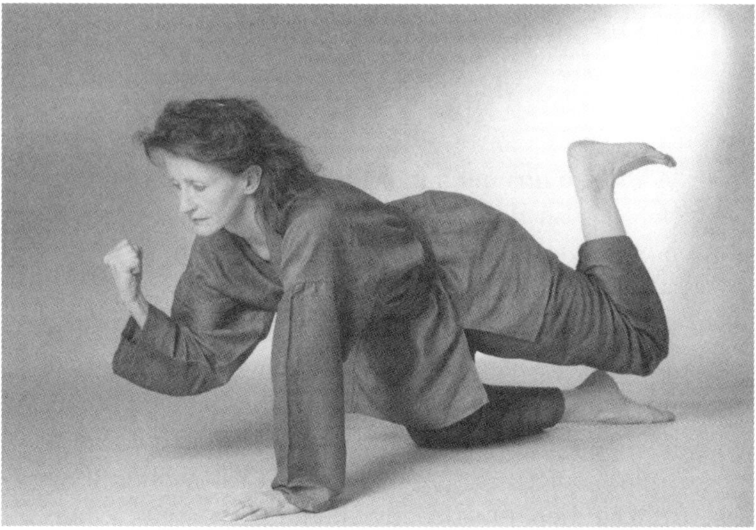

Der Jagdhund auf der Pirsch (Abb. 1)

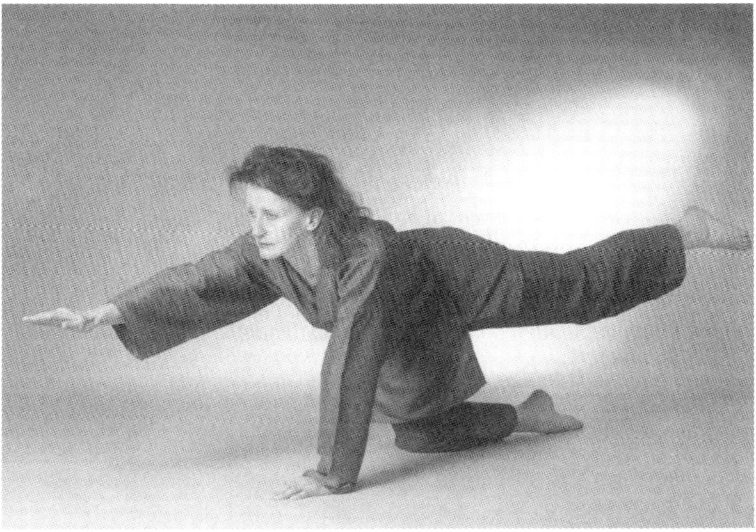

Der Jagdhund auf der Pirsch (Abb. 2)

5. Der Panther schärft die Krallen

- Wir knien uns auf den Boden und stützen uns wie bei der Jagdhundübung mit den Händen ab.

- Wir versetzen uns in die Vorstellung, ein Panther oder Leopard zu sein, der sich dehnt und dabei die Krallen am Boden schärft.

- Dazu beugen wir den linken Arm und strecken den rechten nach vorne mit krallenden Fingern zum Boden. Das rechte Schultergelenk wird dabei sanft gedehnt. Jetzt ziehen wir mit fauchenden und knurrenden Lauten die rechte Krallenhand zum Körper und schärfen dann seitenverkehrt die Krallen der linken Hand (Abb.).

- Lassen Sie dabei auf alle Fälle die fauchenden und knurrenden Laute entstehen. Oft empfinden wir dies als peinlich oder kindisch und wollen deshalb diesen wichtigen Bestandteil der Übung auslassen. Die tief greifende Wirkung dieser Übung hängt aber sehr mit der Intensität der Vorstellung und auch der Laute zusammen. Werden Sie deshalb wirklich zum Panther und lassen Sie das auch hören!

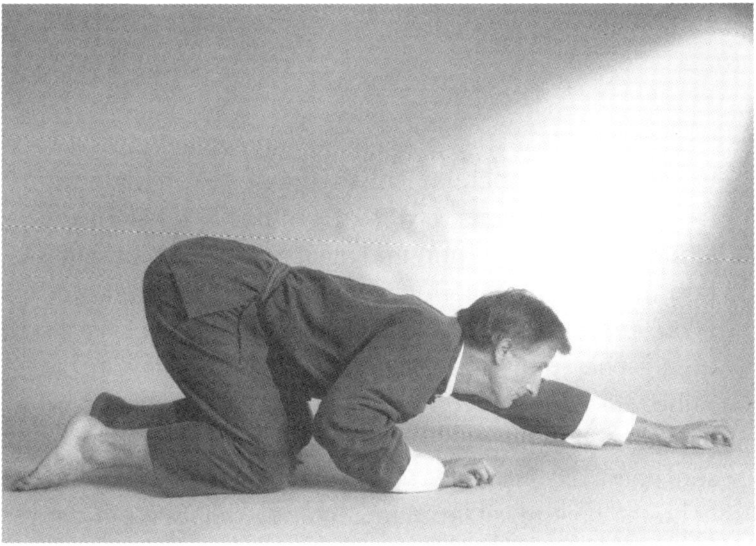

Der Panther schärft die Krallen

Übungen im Sitzen

Wie ich später noch im Anhang bei den kombinierten Übungsformen zeigen werde, empfiehlt es sich, die Übungen im Sitzen und im Liegen immer in Kombination mit den Übungen im Stehen durchzuführen, und zwar in aller Regel nach diesen. Grundsätzlich ist es organischer und sinnvoller, aus der Bewegung in die Ruhe zu gehen. Wenn wir eine längere Folge von Übungen durchlaufen, so beginnen wir im Stehen, lassen dann die Übungen der mittleren Stufe (gebeugt, gehockt, kniend, sitzend) folgen und schließen mit den Übungen im Liegen ab.

1. Mit den Händen den Ballon umkreisen

- Wir setzen uns mit ausgestreckten Beinen auf den Boden, halten die Arme gerade nach vorne und knicken die Hände auf Höhe der Knie in den Handgelenken so ab, dass wir auf die Handflächen sehen. Die Fingerspitzen der Mittelfinger sind nahe beisammen (Abb. 1).

- Nun stellen wir uns vor, dass sich hinter den Fingern ein Luftballon ganz langsam aufzublasen beginnt, und führen die Hände um den nach und nach immer größer werdenden Ballon herum. Dazu müssen wir uns mit dem Oberkörper, unseren Armen folgend, nach hinten (Abb. 2), nach oben (Abb. 3) und nach vorne bewegen. Wenn der Ballon so groß geworden ist, dass wir den Oberkörper schon ganz weit nach hinten legen müssen, die Bauchmuskeln zu zittern beginnen und wir auch nach oben und vorne ein Maximum an Streckung erreicht haben, lassen wir gedanklich wieder langsam die Luft aus dem Ballon ab, bis die Rotation der Hände auf der Höhe der Knie zentriert zur Ruhe kommt. Wir dehnen damit unsere Beinsehnen und trainieren die Bauch-, Hüft- und teilweise auch die Gesäßmuskulatur.

- Die Kunst besteht bei dieser Übung vor allem darin, die Aufmerksamkeit vollständig auf das An- und Abschwellen des imaginären Ballons und die an seiner Oberfläche kreisenden Hände zu richten und die dazu entstehenden Körperbewegungen einfach geschehen zu lassen – die Vorstellung dominiert, die Bewegungen entstehen ganz von selbst.

- Auch bei dieser Übung, wie bei allen anderen, versetzen wir uns gedanklich in eine idyllische, harmonische Naturumgebung (z. B. sonnenbeschienene Waldlichtung, Sommerwiese etc.) und achten darauf, den Atem während des Übens ruhig und tief fließen zu lassen.

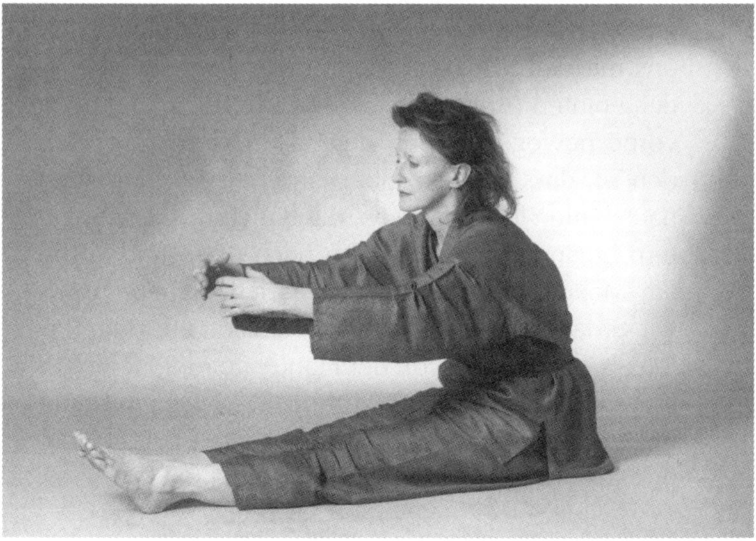

Mit den Händen den Ballon umkreisen (Abb. 1)

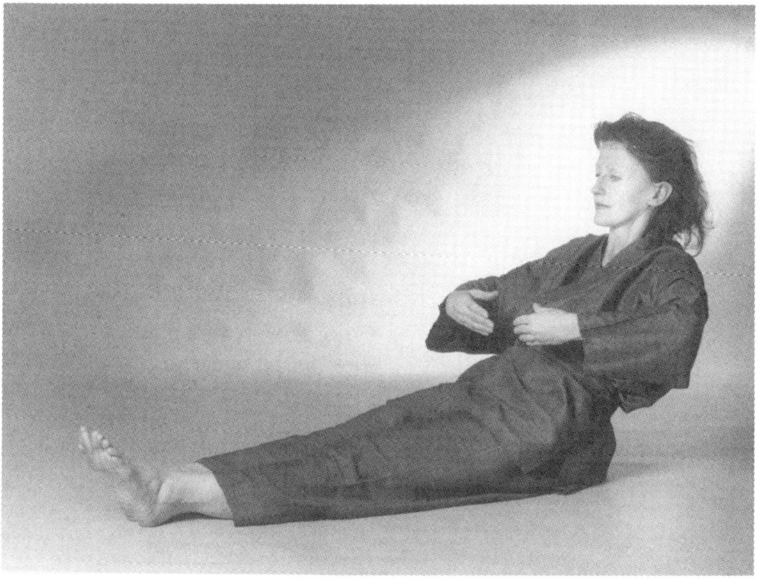

Mit den Händen den Ballon umkreisen (Abb. 2)

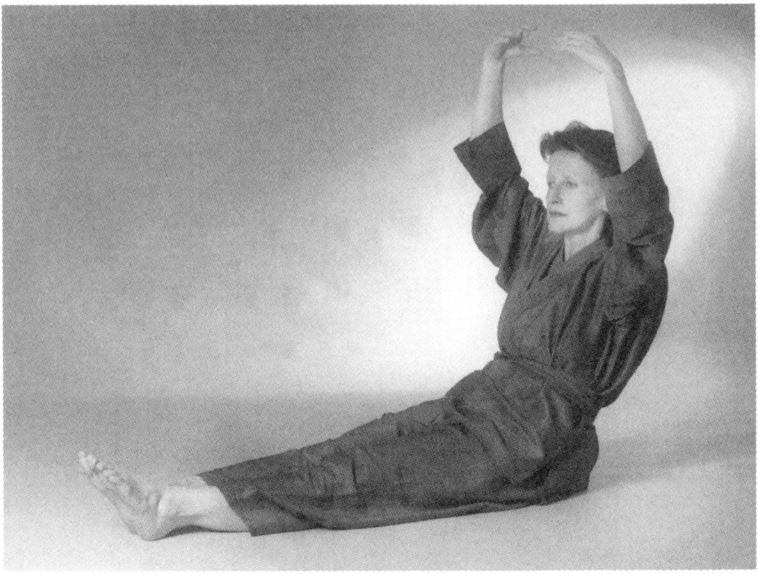

Mit den Händen den Ballon umkreisen (Abb. 3)

2. Die Badehose aus den Brandungswellen heben

- Wieder sitzen wir mit ausgestreckten Beinen in unberührter Natur und setzen die Hände mit den Fingerspitzen nach vorne neben den Hüften auf den Boden (Abb. 1). Dann drücken wir das Becken nach oben und stellen die Knie dazu auf, als wollten wir mit Oberkörper und Bauch eine Brücke bilden (Abb. 2). Diese Position eine Weile halten und dann wieder absetzen. Bitte vergessen Sie dabei nicht, ruhig und tief weiterzuatmen. Nach einer bewussten Entspannungspause im Sitzen wiederholen Sie das Hochdrücken noch zweimal. Dabei stellen Sie sich vor, am weiten Sandstrand zu sitzen und Ihre Badehose durch das Hochheben vor dem sanft heranströmenden Dünen des Meeres in Sicherheit zu bringen, damit sie nicht naß wird.

- Bevor Sie sich dann absetzen, wippen Sie mit dem Becken ein paar Mal in ruhigem Rhythmus auf und ab und atmen, wenn das Becken oben ist, ein und bei dem Nach-unten-Schwingen gut hörbar durch den Mund aus als wollten Sie »HuuhS« sagen und sich dabei Mut machen, die Hose in das kühle Nass abzusenken. Je nach Kondition fünf- bis zwölfmal auf- und abschwingen, dann absetzen, zur Ruhe kommen und dem Atem nachspüren.

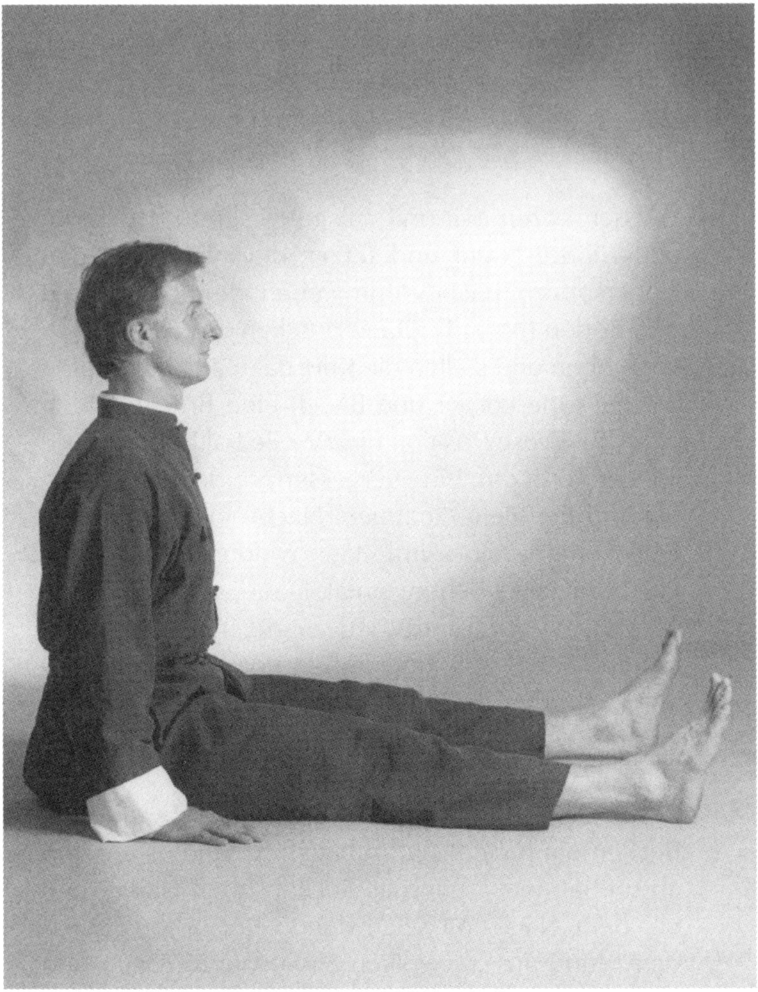

Die Badehose aus den Brandungswellen heben (Abb. 1)

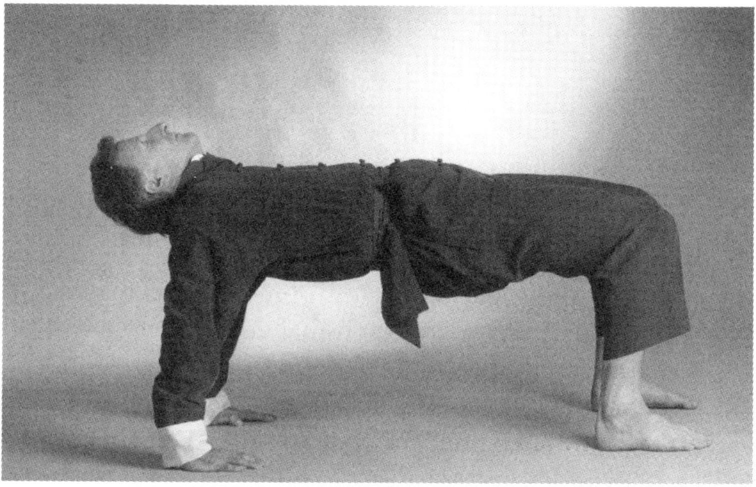

Die Badehose aus den Brandungswellen heben (Abb. 2)

3. Nach hinten abstützen und den Kopf im Nacken rollen

- Setzen Sie sich mit ausgestreckten Beinen und nach hinten abgestützten Armen hin, und lassen Sie den Kopf in der Mulde zwischen den Schultern mindestens sechsmal im und sechsmal gegen den Uhrzeigersinn kreisen (Abb.). Wenn der Kopf nach hinten rollt, den Unterkiefer ganz entspannt hängen lassen und den Mund dabei öffnen. Es ist möglich, dass Sie dabei ein leichtes »Knirschen« im Nacken hören, was Sie nicht beunruhigen muss. Lassen Sie den Kopf – ohne unnötigen Ehrgeiz oder gar gewaltsames Vorgehen – ruhig und sanft über solche »Unebenheiten« rollen. Nach und nach wird auch dieser von Alltagssorgen sehr geplagte Bereich sprichwörtlich runder und gelöster werden.

- Der Atem fließt jetzt ganz ruhig und entspannt. Dabei stellen Sie sich vor, in der wohltuenden Atmosphäre einer Frühlingswiese zu sitzen, unter frisch erblühenden Obstbäumen, und sauerstoffreiche Luft in sich hineinzutrinken. Sie fühlen sich rundherum glücklich und zufrieden.

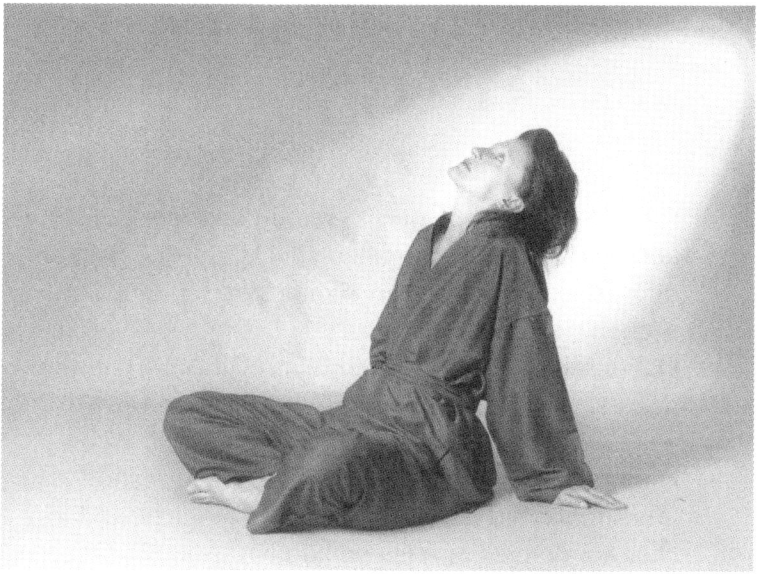

Nach hinten abstützen und den Kopf im Nacken rollen

4. Mit den Händen den Himmel stemmen und sie auf dem Kopf ablegen

- Sie sitzen im Schneidersitz mit aufrechtem Rücken auf dem Boden, verschränken die Hände ineinander und strecken sie mit zum Himmel weisenden Handflächen nach oben aus (Abb. 1).
  Dabei schauen Sie entspannt ins Nichts und atmen dazu ein.

- Dann senken Sie mit dem Ausatem die Hände ab und drehen sie dabei so, dass Sie sie leicht und locker auf dem Kopf ablegen können (Abb. 2). Dabei völlig entspannen und weiter nach vorne ins Nichts blicken. Die Übung – je nach Kondition – sechs- bis zwölfmal wiederholen.

- Vergessen Sie bitte auch hier nicht, zur Unterstützung eine heilsame Naturumgebung zu imaginieren und sich in die Übung gedanklich hineinzuversetzen!

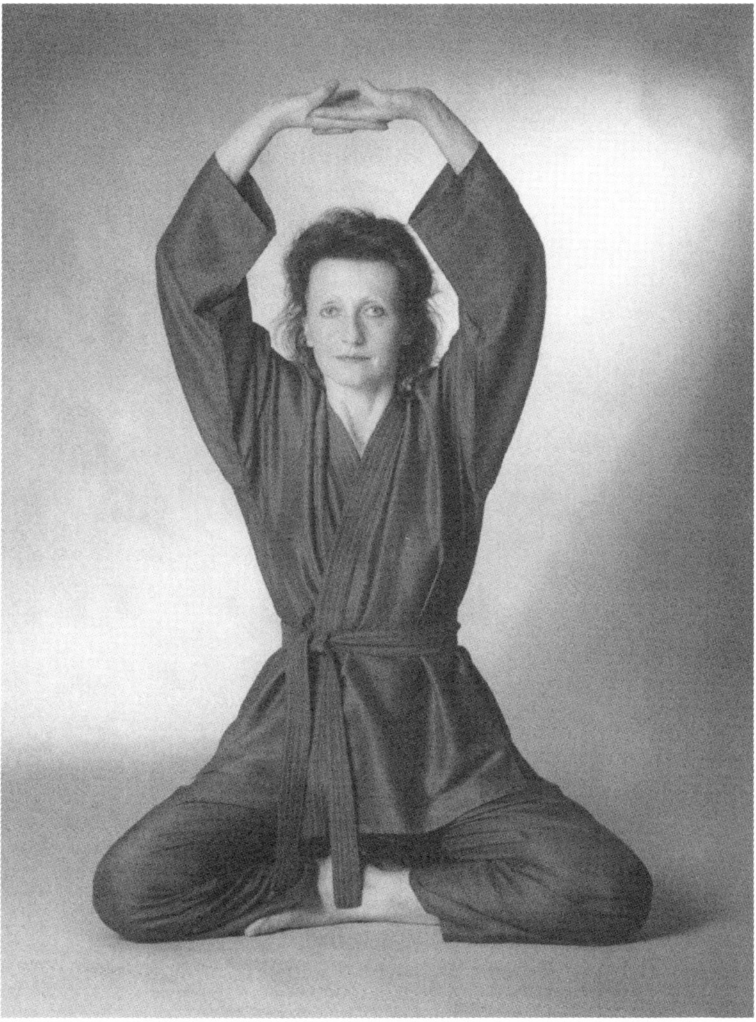

Mit den Händen den Himmel stemmen
und sie auf dem Kopf ablegen (Abb. 1)

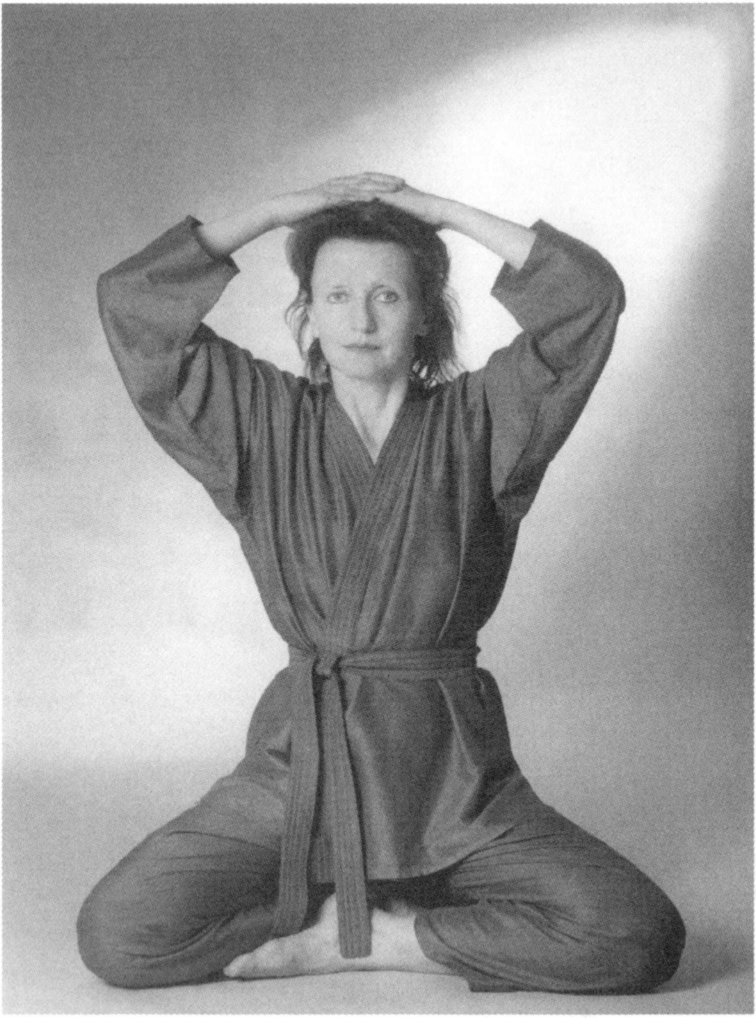

Mit den Händen den Himmel stemmen
und sie auf dem Kopf ablegen (Abb. 2)

5. Durch die Augen des Drachen blicken

- Sie sitzen wiederum im Schneidersitz auf Ihrer Sommerwiese und heben die Hände rechts und links neben dem Körper bis in Augenhöhe an, als wollten Sie sich an einer Reckstange in dieser Höhe festhalten. Dann öffnen Sie die Hände - Handflächen nach vorne - und schließen Daumen und Zeigefinger zu einem Kreis (Abb. 1). Die Hände befinden sich dabei auf einer Linie mit dem Kopf (den Ohren).

- Nun drehen Sie den Kopf nach links und schauen mit »feurigem« Blick durch die kreisförmige Höhlung zwischen Daumen und Zeigefinger, durch das »linke Auge des Drachen«. Den Einatem lassen Sie dabei ganz von selbst kommen; mit dem Ausatem dagegen speien Sie »das Feuer des Drachen« aus, das heißt, Sie atmen bewusst und hörbar »heiße Glut« aus und verbrennen damit in Ihrer Vorstellung alle alten Schlacken des Körpers. Mindestens acht Atemzüge lang.

- Darauf drehen Sie den Kopf nach rechts und blicken durch das »rechte Auge des Drachen«, und atmen die Glut des Drachen mindestens achtmal aus (Abb. 2).

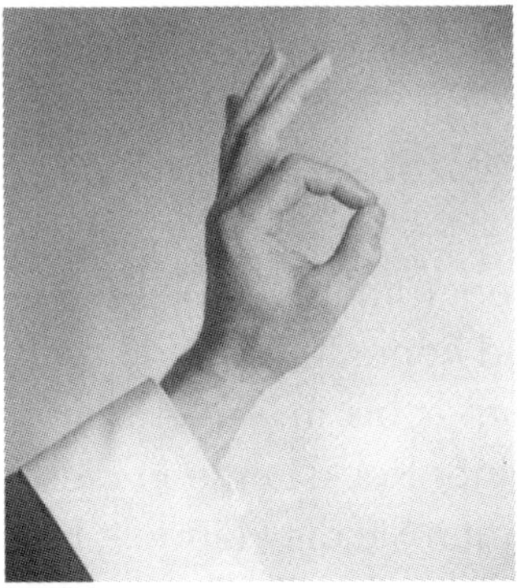

Durch die Augen des Drachen blicken (Abb. 1)

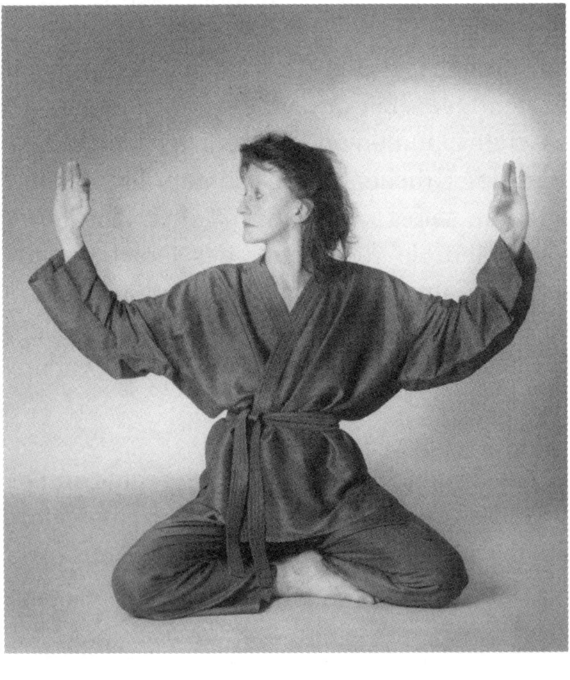

Durch die Augen des Drachen blicken (Abb. 2)

6. Die Füße umfassen und mit dem Atem das Rückgrat aufrichten

- Legen Sie im Sitzen die Füße mit den Fußsohlen aneinander, strecken Sie die Arme zwischen den Knien durch und umfassen Sie die Füße mit beiden Händen, als wollten Sie sie zusammenhalten. Bringen Sie die Füße dann möglichst nahe an den Körper und lassen Sie die Knie so weit als möglich auseinanderfallen.

- Mit jedem Einatem richten Sie sich nun im Rückgrat ein wenig mehr auf, als wollten Sie aus dem Rundrücken heraus immer weiter in die Senkrechte wachsen. Dabei drücken Sie die Knie nach außen, als wollten Sie sie auf dem Boden ablegen. Mit dem Ausatem bewahren Sie die so gefundene Position jeweils, um sich mit dem nächsten Einatem noch ein wenig mehr aufzurichten (Abb.).

- Wenn Sie so die für Sie mögliche höchste (aufrechteste) Position erreicht haben, verharren Sie dort für mindestens sechs ruhige und tiefe Atemzüge und kehren dann in eine entspannte Haltung, in der Sie sich besonders wohlfühlen, zurück.

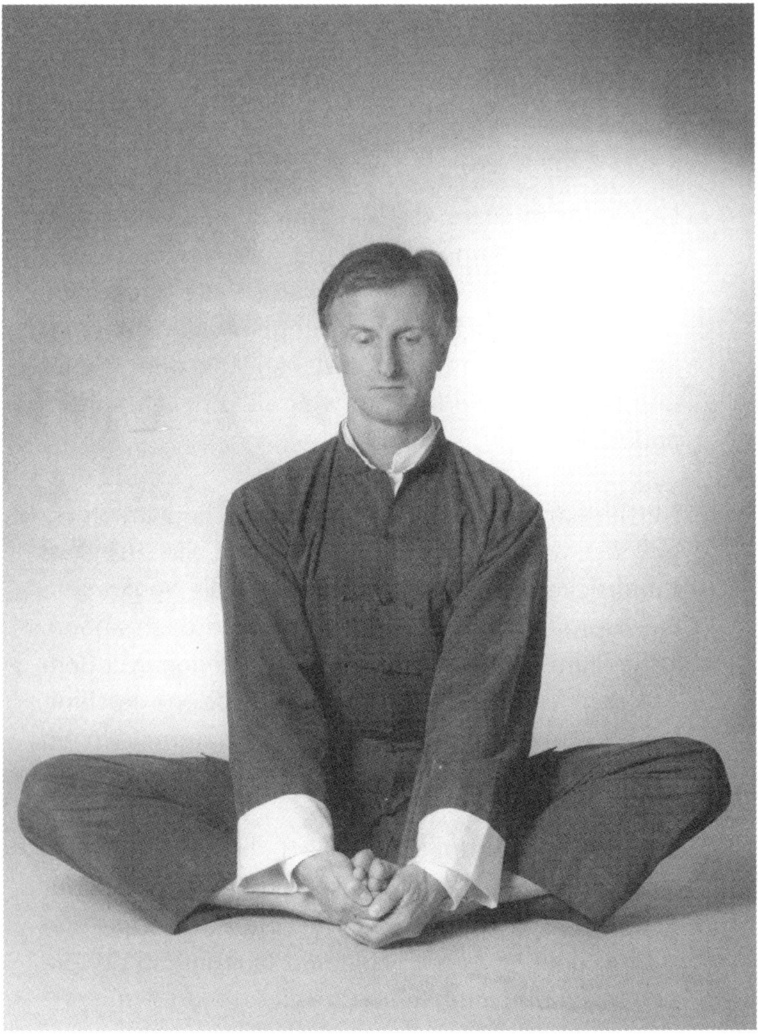

Die Füße umfassen und mit dem Atem das Rückgrat aufrichten

- Diese Übung kann als die Essenz aller Übungen im Sitzen verstanden werden. Sie ist nichts anderes, als die Wiederholung der Position, in der Buddha seine Erleuchtung erlebte. Sie wird im Zen-Buddhismus als die zentrale Meditationshaltung angesehen und auch als *shikantaza,* als »Sitzen in Absichtslosigkeit« bezeichnet.

- Setzen Sie sich dazu auf ein *Zafu* (Meditationskissen) oder ein Meditationsbänkchen entweder in den Fersensitz, der für weniger Geübte besonders gut geeignet ist (Abb. 1), in den burmesischen Sitz (Abb. 2) oder in den halben oder vollen Lotossitz. Sie sollten dabei keinen falschen Ehrgeiz entwickeln und sich durch die gewählte Sitzposition nicht überfordern. Je entspannter Sie sitzen, desto besser sind die Voraussetzungen für eine tiefe Meditation. Wichtig ist allerdings, dass die Sitzposition in der Basis stabil ist, etwa mit einem Dreifuß vergleichbar, der durch das Steißbein und die beiden Knie gebildet wird. Daher eignet sich hier keine »Schneidersitzposition«, bei der die Knie in der Luft schweben. Wer die Knie nicht ohne Anstrengung vor dem Körper auf den Boden legen kann, sollte auf alle Fälle den Fersensitz als Position wählen. Als Faustregel gilt: Je höher die Sitzunterlage, desto einfacher eine stabile Sitzposition!

- Dann legen Sie den linken Handrücken in die geöffnete rechte Handfläche, drücken die Daumenspitzen mit sanftem Druck aneinander, sodass sich eine ovale Rundung zwischen Zeigefingern und Daumen bildet und legen die Hände mit den Handflächen nach oben und der Kleinfingerseite leicht an den Körper angedrückt in den Schoß. Wenn es sich besser anfühlt, können die Hände dabei noch etwas angehoben werden, als schwebten sie vor dem Dantien.

- Wenn diese Basis richtig gelegt ist, so gilt für die Haltung des Oberkörpers das gleiche, wie für alle Übungen im Stehen:
  Sie stellen sich vor, am Scheitel mit einem Faden am Himmel zu hängen, der Sie mit jedem Einatem ein wenig mehr nach oben zieht und damit aufrichtet. Jeder Ausatem setzt die gefundene Position ruhig ab. Der Einatem trägt Sie in der Vorstellung leicht wie eine Feder dem Himmel entgegen, mit dem Ausatem finden Sie die Ruhe und Gelassenheit eines Berges. Das Kinn wird leicht an die Brust gezogen, sodass der Nacken gestreckt ist (wichtig!) und Sie gleichzeitig das Gefühl haben, den Hinterkopf (das im Qigong sogenannte »Jadekissen«) an eine imaginäre Wand hinter Ihrem Rücken anzulehnen. Das Kommen und Gehen Ihres Atems lässt den Körper kaum merklich, vielleicht nur Bruchteile von Millimetern, gleich einem Bambus im Windhauch schwingen. Zur Einstimmung konzentrieren Sie sich mit geschlossenen Augen auf den *Baihui*-Punkt (tausendblättriger Lotos, Vereinigung aller Meridi-

ane, Scheitelpunkt, siebtes Chakra) und spüren, wie dieser Punkt durch die sanfte Pendelbewegung des Oberkörpers um den exakten Mittelpunkt schwingt. Es ist möglich (nicht notwendig), dass Sie dabei an der an den Gaumen angelegten Zungenspitze bei völliger Konzentration einen leichten elektrischen Strom verspüren, ähnlich dem, den man wahrnimmt, wenn man die Zunge zwischen die Pole einer Flachbatterie hält. Dies kann als Zeichen dafür gelten, dass Sie sich sehr gut zentriert haben.

- Dann öffnen Sie die Augen leicht und legen den Blick etwa einen Meter vor sich auf dem Boden wie im Nichts ab.
  Der Blick geht dabei ebenso nach innen wie nach außen, er nimmt nichts und doch alles wahr.

- Atmen Sie jetzt mindestens dreimal ganz bewusst ruhig und tief ein und aus, überlassen Sie dann den Atem ganz sich selbst und spüren Sie ab jetzt nur noch, wie der Einatem Sie federleicht aufrichtet und der Ausatem Sie gelassen und ruhig wie einen der großen heiligen Berge (Kailash, Arunachhala, Kilimandscharo, Fudschi etc.) werden lässt.

- Sitzen Sie so für circa 30 Minuten ganz nach dem Motto Meister Eckeharts: »Ich will sitzen und schweigen und hören, was Gott in mir rede.«

- Bei regelmäßigem »Training« alleine dieser Zen-Meditation werden Sie in wenigen Jahren Ihre Lebenseinstellung und damit Lebensqualität nicht mehr wiedererkennen!

Lassen Sie sich bitte nicht von ihrer Einfachheit täuschen. Sie hat bei weitem mehr Kraft, als manche gekünstelt komplexe Übung. Ihr einzig wahrer Feind dabei ist der »innere Schweinehund«, Ihr Ego, das eventuell andere Dinge für wichtiger halten mag. Denn das Ego eines Menschen ist am leichtesten daran erkennbar, dass es die Dinge für wichtig hält, die unwesentlich sind, und die für unwichtig, die wesentlich sind.

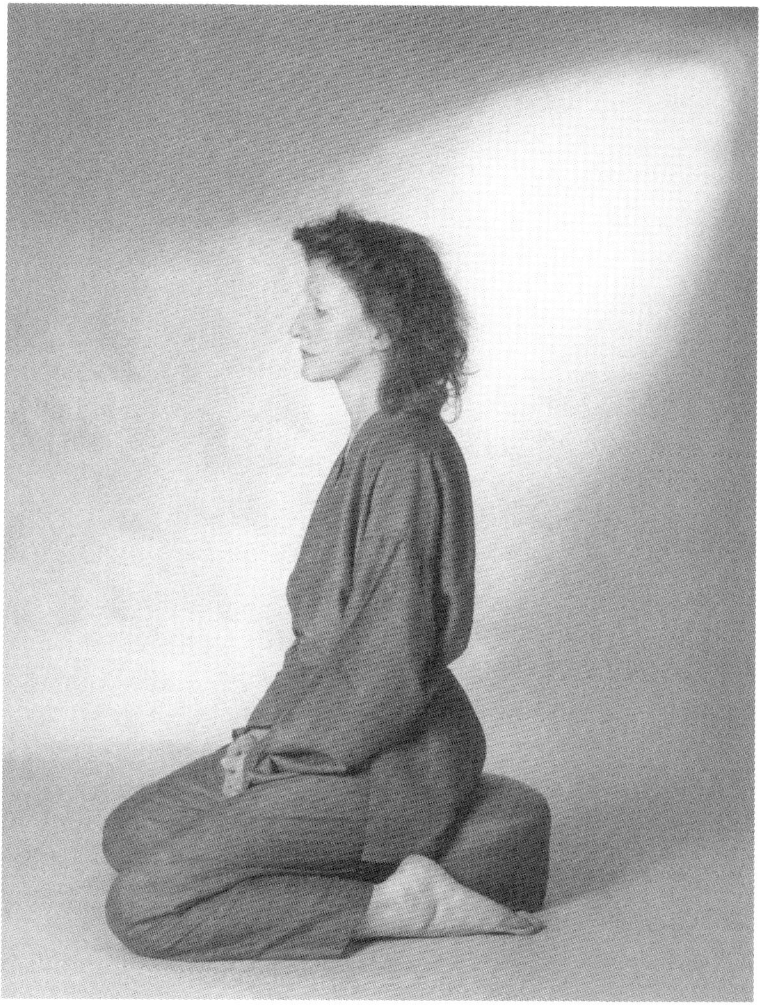

ZAZEN (Abb. 1)

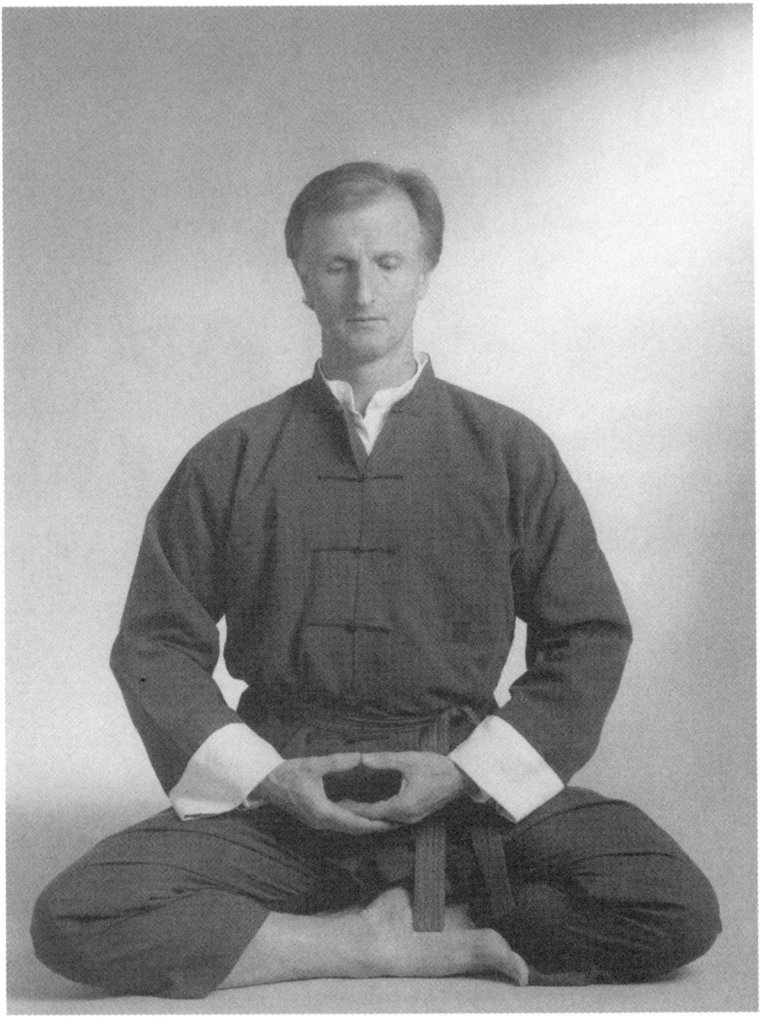

ZAZEN (Abb. 2)

Übungen im Liegen

Bei den Übungen im Liegen ist es am günstigsten, auf einem etwas hochflorigeren Teppichbodenbelag oder einer dickeren Decke liegend zu üben. Auch eine Gymnastikmatte ist dazu geeignet. Parkettboden wird bei den meisten Übungen als zu hart empfunden werden.

Am besten beginnen Sie alle Übungen im Liegen damit, sich dem Boden ganz bewusst anzuvertrauen, indem Sie spüren, wie es sich anfühlt, dazuliegen, wie der Körper Kontakt mit der Unterlage aufnimmt und sich ihr ganz passiv hingibt. Genießen Sie es ganz einfach, sich tragen zu lassen und wahrzunehmen, wie es ist, getragen zu werden. Atmen Sie bewusst ein paar Mal tief ein und aus und spüren Sie dabei die Auflagefläche Ihres Körpers vom Kopf bis zu den Füßen.

Wie bei allen anderen Übungen kommt es, wie Sie wissen, entscheidend darauf an, wie Sie die Übungen machen, und nicht so sehr, welche. Denken Sie also immer wieder daran: Weniger ist oft mehr. Eine Übung, für die Sie sich Zeit nehmen und auf die Sie sich ganz bewusst einlassen, geht tiefer, als zehn Übungen, die Sie mechanisch als übliche Gymnastik herunterspulen.

1. Die Ankerkette

- Ziehen Sie die Beine nach oben und stellen Sie die Füße in schulterbreitem Abstand auf den Boden. Die Arme liegen parallel zum Körper neben Ihnen auf dem Boden.

- Stellen Sie sich dabei vor, Ihre Wirbelsäule läge wie eine Ankerkette auf dem Meeresgrund. Dann geben Sie etwas Druck in die Füße, sodass das Becken leicht vom Boden abgehoben wird. Drücken Sie das Becken langsam immer höher, verbunden mit der Vorstellung, die einzelnen Rückenwirbel wie die Glieder der Ankerkette Glied für Glied vom Meeresgrund abzuheben und über die Wasseroberfläche hinauszuziehen, bis Sie nur noch mit den Schultern auf dem Boden aufliegen (Abb.). Der Atem fließt dabei tief und ruhig.

- Dann legen Sie Ihre Rückenwirbel nach und nach wieder ab, wobei Sie darauf achten, mit jedem Ausatemzug nur einen Wirbel - alle der Reihe nach - abzurollen. Hierbei hilft wiederum die Vorstellung, die Wirbel wie die Glieder der Ankerkette erst unter den Wasserspiegel eintauchen zu lassen und dann einzeln nach und nach auf dem Meeresgrund abzulegen. Bei dieser Übung ist es besonders wichtig, darauf zu achten, dass kein Wirbel übersprungen wird, sondern alle der Reihe nach auf dem Boden ankommen. Wenn dies wegen Verspannungen oder Verfestigungen in der Wirbelsäule anfangs nicht gelingt, so entwickeln Sie keinen falschen Ehrgeiz. Konzentrieren Sie sich auf Ihren Ausatem und entspannen Sie völlig dabei. Sie werden feststellen, dass es von Tag zu Tag besser gelingt, die Wirbelsäule geschmeidiger werden zu lassen, sodass sich die Wirbel wirklich wie Kettenglieder anfühlen, die einzeln und in der richtigen Reihenfolge abgelegt werden können. Vorübergehende leichte Schmerzen an den verspannten Stellen werden ebenfalls nachlassen.

- Wiederholen Sie die Übung zwei- bis dreimal auf diese Weise. Legen Sie dann für weitere Wiederholungen die Arme nach oben über den Kopf und spüren Sie die vollkommen unterschiedliche Belastung der Wirbelsäule zu der Variante mit den parallel nach unten liegenden Armen.

- Lassen Sie schließlich die Beine nach unten rutschen, nehmen Sie die Ihnen angenehmste Position auf dem Rücken ein und entspannen Sie für die Dauer von mindestens zwölf Atemzügen vollkommen.

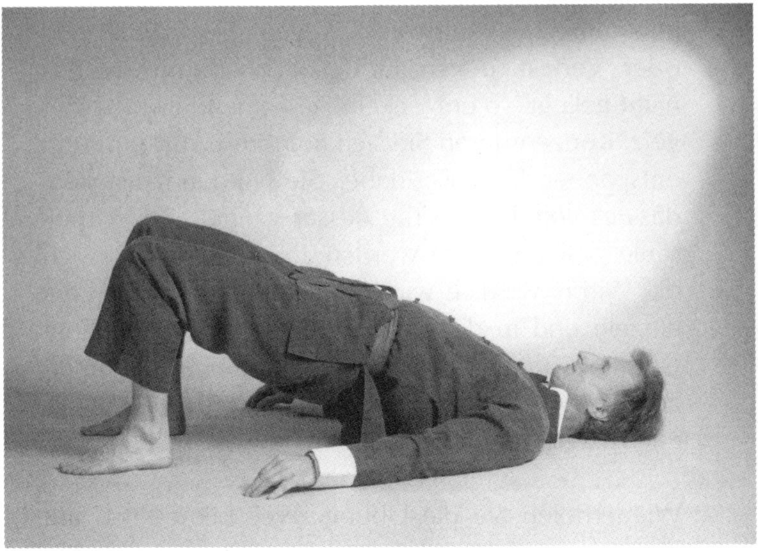

Die Ankerkette

- Sie liegen auf dem Rücken, die Arme seitlich vom Körper ausgestreckt. Ziehen Sie nun die Knie nach oben über den Brustkorb und lassen Sie sie nach beiden Seiten auseinanderfallen. Wenn Sie jetzt den linken Unterschenkel wie ein Taschenmesser ausklappen und den rechten geschlossen lassen, so werden das Gewicht und die Hebelwirkung des linken Beins Ihr Becken ein wenig nach links abrollen lassen (Abb. 1).

- Bevor Sie aber ganz auf die linke Seite rollen, klappen Sie den linken Unterschenkel wieder ein und den rechten gleichzeitig aus, sodass Ihr Becken durch die neuerliche Gewichtsverlagerung nach rechts abrollt (Abb. 2). Stimmen Sie dieses abwechselnde Ein- und Ausklappen der Unterschenkel so aufeinander ab, dass Sie auf dem Becken (und Rücken) alleine durch diesen Schwung hin- und herrollen, wie ein Käfer, der auf den Rücken gefallen ist, und versucht, durch Hin- und Herschwingen wieder auf den Bauch zu kommen. Lassen Sie sich dabei in der Vorstellung genüsslich die Sonne auf den Bauch scheinen, während Sie auf Ihrer Sommerwiese schaukeln.

Die besondere Kunst bei dieser Übung liegt darin, möglichst keine Kraftanstrengung für das Schaukeln aufzuwenden, außer derjenigen, die für das Aus- und Einklappen der Unterschenkel nötig ist. Alle anderen Muskeln bleiben völlig entspannt. Ihre Konzentration ist auf den ruhig fließenden Atem und die Vorstellung gerichtet, auf der Sommerwiese zu liegen und sich die Sonne auf den Bauch scheinen zu lassen.

- Schließlich lassen Sie die Beine wieder nach unten rutschen und entspannen für mindestens zwölf ruhige und tiefe Atemzüge.

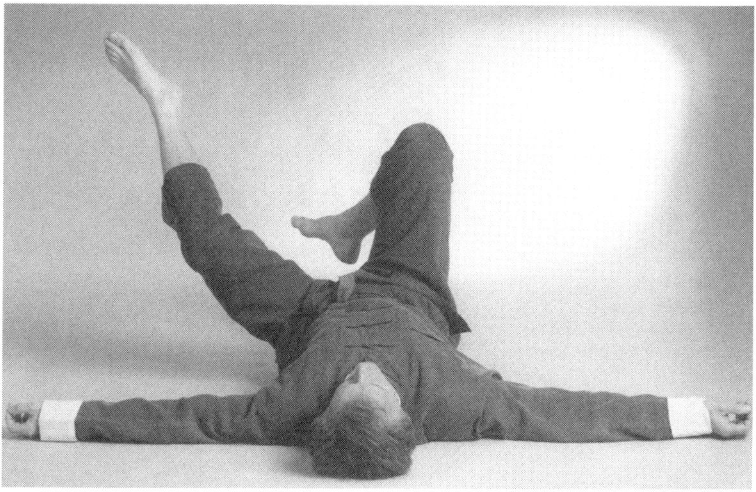

Das Baby auf dem Wickeltisch (Abb. 1)

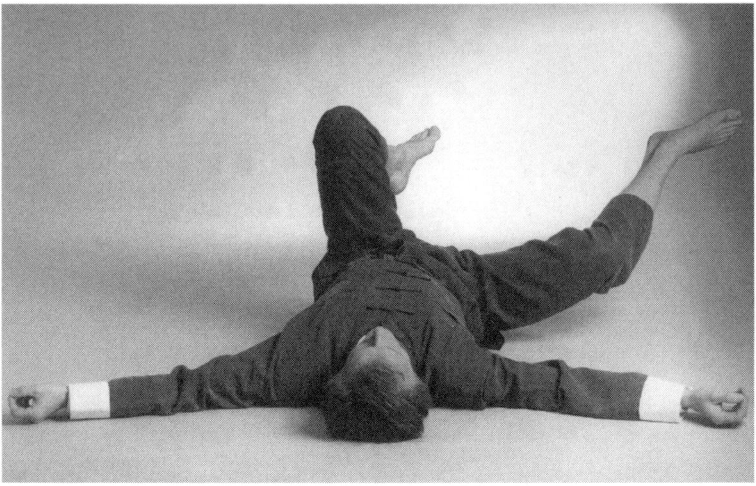

Das Baby auf dem Wickeltisch (Abb. 2)

3. Die Füße aufstellen und nach rechts und links fallen lassen

- Sie ziehen aus der Rückenlage Ihre Knie nach oben, stellen die Füße nebeneinander auf und lassen die Knie nach links neben sich auf den Boden fallen. Entspannen Sie sich dabei zu ruhig fließendem Atem so weitgehend als irgend möglich, sodass sich die Lendenwirbel locker verwinden können. Nehmen Sie dann die Knie wieder nach oben und lassen Sie sie diesmal nach rechts fallen. Wiederholen Sie die Übung nach beiden Seiten drei- bis sechsmal mit der Vorstellung, unter einem frisch erblühenden Obstbaum auf einer Frühlingswiese zu liegen.

Diese Übung lockert und löst Verkrampfungen im Lenden- und Beckenbereich und regt die Nierenfunktion an.

Sie können diese Wirkung durch folgende Erweiterung verstärken:

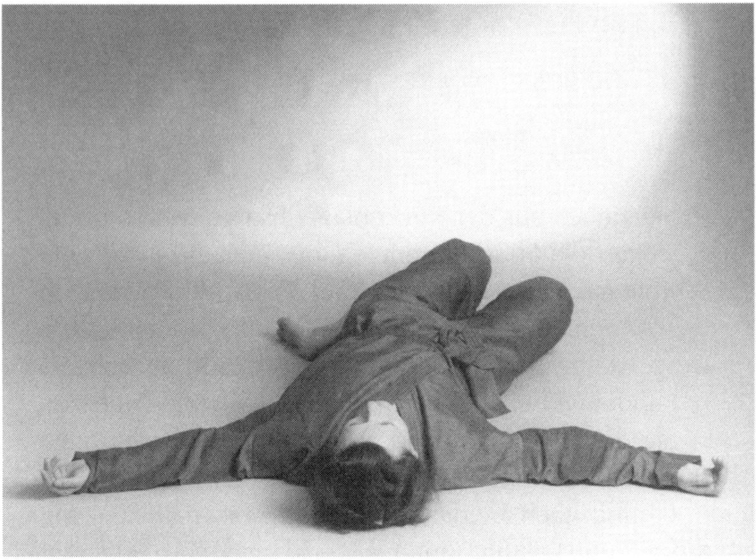

Die Füße aufstellen und nach rechts und links fallen lassen

4. Mit dem Becken am Boden anpochen

Stellen Sie die Knie aus der Rückenlage wiederum auf und geben Sie so viel Druck in die Fußsohlen, dass Sie Ihr Becken leicht vom Boden abheben. Lassen Sie es nun federnd auf den Boden fallen, so als wollten Sie dort anpochen. Klopfen Sie auf diese Weise Ihr Becken sanft aus, wobei Sie den Berührungspunkt des Beckens mit dem Boden auf vielfältige Weise verändern sollten. Versuchen Sie einfach einmal, wie es sich anfühlt, wenn Sie den Rücken rund sein lassen und so höher im Lendenbereich auftreffen, oder aber wählen Sie ein leichtes Hohlkreuz und pochen so mehr in Richtung Steißbein an. Wichtig: Atmen Sie dazu ruhig und tief ein und aus und fühlen Sie sich in der Vorstellung in idyllischer Natur geborgen! (ohne Abb.)

5. Der Ballon wird größer und kleiner

- Legen Sie auf dem Rücken liegend Ihre Arme nach rechts und links ausgestreckt mit den Handflächen nach oben neben sich. Stellen Sie sich mit geschlossenen Augen vor, über Ihnen läge ein riesiger Luftballon, so groß, dass er den ganzen Körper einschließlich Ihrer Handflächen bedeckte. Die Hände sollen mit seiner Oberfläche verbunden sein, gleichsam wie an ihr festgeklebt. Konzentrieren Sie sich dann nur noch auf die Vorstellung, aus dem Ballon entweiche ganz langsam die Luft, und lassen Sie dann alles andere wie von selbst geschehen. Wenn der Umfang des Ballons sich verringert, wird das dazu führen, dass die an ihm haftenden Hände zunächst ganz langsam, nur wenige Millimeter, dann Zentimeter vom Boden abheben (Abb. 1). Sie werden dann – der Oberfläche des Ballons folgend – langsam beidseitig nach oben steigen und beginnen, sich einander anzunähern (Abb. 2). Versuchen Sie mit geschlossenen Augen den Moment zu erspüren, wo die Fingerspitzen der beiden Hände sich berühren, ohne sich übereinander zu schieben. Lassen Sie in Ihrer Phantasie den Ballon immer kleiner werden, ganz langsam, Stück für Stück. Ihre Hände werden dann, dieser Vorstellung folgend, Ihrem Brustkorb immer näher kommen, so, als lägen Sie erst noch auf einem Gymnastikball, dann auf einem Fußball, einem Handball, einem Tennisball, einem Tischtennisball, um ihn schließlich zu berühren (Abb. 3). Nehmen Sie diesen Moment, in dem Ihre Fingerspitzen den Oberkörper, als wäre er ganz zerbrechlich, berühren, ganz besonders bewusst wahr, um dann alle Spannung aus den Armen zu entlassen, einmal tief aufzuatmen und schließlich nur noch Ihren Atem zu beobachten.

- Stellen Sie sich - nach einer Pause von mindestens sechs tiefen Atemzügen - vor, der Ballon werde wiederum aufgeblasen und lassen Sie die Bewegung in umgekehrter Richtung ablaufen. Dabei sollten Sie die letzten Zentimeter, bevor die Handrücken den Boden wieder berühren, besonders langsam ablaufen lassen und höchst achtsam den Moment spüren, wenn die Hände auf dem Boden ankommen, und die Spannung schließlich ganz aus den Armen entweicht.

Die Kunst bei dieser Übung liegt darin, sich vollkommen auf die mentale Ebene zu konzentrieren, d. h. auf die Vorstellung des sich verkleinernden und sich füllenden Ballons, und dabei alle Armbewegungen ganz von alleine geschehen zu lassen. Sie »machen« die Übung also nicht, sondern beobachten, wie sie von selbst abläuft, nur dadurch, dass die Hände der Oberfläche des Ballons folgen. Denken Sie auch bei dieser Übung daran, Ihren Atem immer ruhig und tief fließen zu lassen, und auch an die heilsam unterstützende Wirkung der Vorstellung, auf einer Sommerwiese unter klarem Himmel zu liegen und mit jedem Atemzug die frische Luft zu genießen.

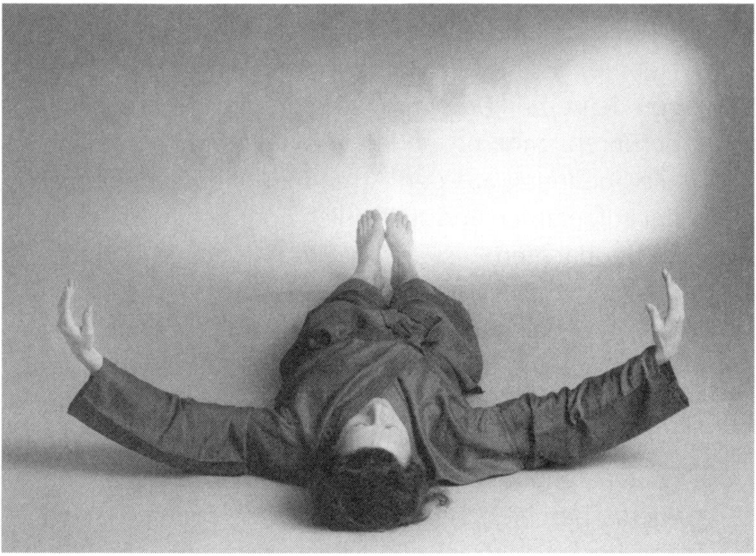

Der Ballon wird größer und kleiner (Abb. 1)

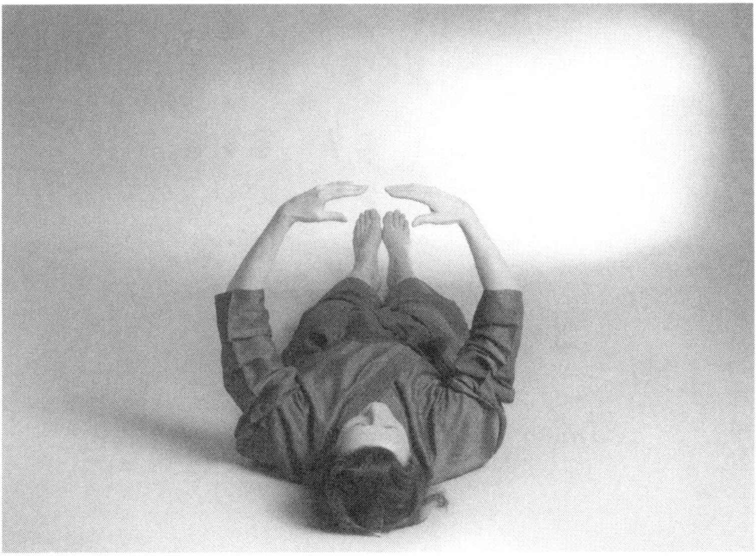

Der Ballon wird größer und kleiner (Abb. 2)

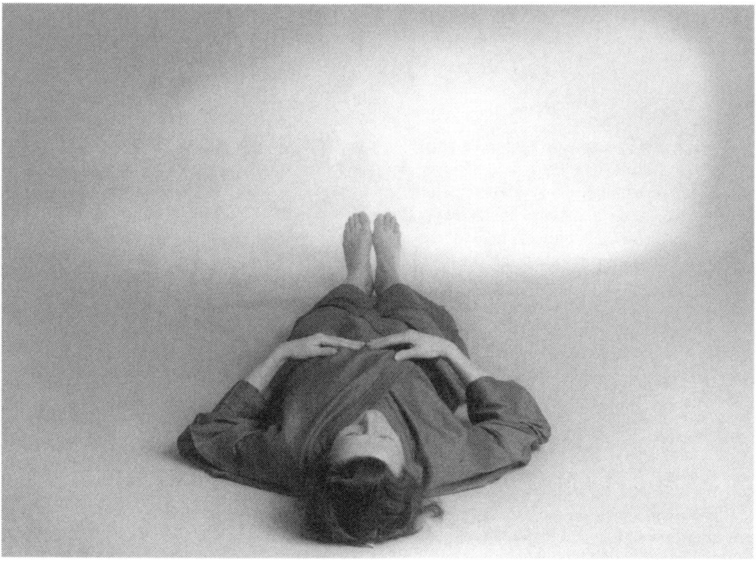

Der Ballon wird größer und kleiner (Abb. 3)

6. Der Yogaschlaf

Höhepunkt der Übungen im Liegen ist auch hier wieder die stillste und einfachste Übung: der Yogaschlaf oder das bewusste Schlafen.
An ihr wird auch der Basislehrsatz dieses Buches am deutlichsten: Nicht, was man tut, ist entscheidend, sondern *wie* man es tut.
Äußerlich betrachtet ist der Yogaschlaf denkbar unspektakulär. Wir sehen jemanden ganz einfach liegen (Abb.). Und doch gibt es unendlich viele Schattierungen darin, wie bewusst und achtsam man liegt. Äußerlich kaum ein Unterschied (höchstens in der Ausstrahlung des Liegenden) - innerlich ein Spektrum von totenähnlicher Bewusstlosigkeit bis hin zu glückseliger Bewusstheit.
Das »bewusste Schlafen« erscheint uns auch zunächst als Widerspruch, denn wir kennen oft nur die Formen hektisch-geschäftiger Wachheit oder aber bewusstlosen Schlafes. Meditation dagegen versucht - unabhängig von der jeweiligen Tradition - immer den Pol archetypisch weiblicher, nächtlicher Entspannung (Yin) mit dem archetypisch männlicher, tagbewusster Wachheit (Yang) zu vereinigen. Sie versteht beide nicht als sich bekämpfende Alternativen, sondern als sich ergänzende Polaritäten. So ist Ziel der Meditation die *chymische Hochzeit* von Entspannung und Bewusstheit, quasi ein Zustand traumwandlerischer Sicherheit.

Interessanterweise ist mittlerweile ja auch wissenschaftlich genau untersucht worden, was auf physiologisch messbarer Ebene bei Menschen abläuft, die sich in einem tiefen Meditationszustand befinden: Die EEG-Wellenmuster im Gehirn des(r) Meditierenden, die im nichtmeditativen Alltagszustand in beiden Gehirnhälften (weibliche und männliche) unterschiedlich zueinander schwingen, beginnen während des Meditierens, sich zu koordinieren und gemeinsam zu schwingen. Dabei kann man gleichzeitig sowohl Wellenmuster finden, wie sie typisch für das Wachbewusstsein sind, als auch solche, die den tiefen Entspannungszustand während des Schlafs kennzeichnen. Üblicherweise werden solche Muster nur entweder bei Wachen oder bei Schlafenden festgestellt, tauchen aber nie gleichzeitig auf, mit der einzigen Ausnahme der Meditation. In der Meditation vereinigen sich also die Gegensätze des Weiblichen und des Männlichen, findet eine unio mystica statt. Sie erklärt uns den Frieden und die Seligkeit von Meditationsmeistern.

Im Yogaschlaf (Yoga hängt mit dem lateinischen *Jugum* = das Joch, das zum Beispiel zwei Pferde verbindet, zusammen) vereinigt sich die vollkommene Entspannung einer Körperlichkeit, die sich ohne jede muskuläre Unterstützung ganz hingeben, fallen lassen kann, mit der uneingeschränkten Wachheit des Geistes. Was zunächst so einfach klingen mag, kann nur durch langjähriges Training erreicht werden, nämlich durch das Training bewussten Einschlafens. Dazu wird der Körper Schritt für Schritt in immer tiefere Entspannung geführt, indem wir ihn im Ruhezustand spürend von Kopf bis Fuß beobachten, wahrnehmend, wie er von jedem Atemzug durchgeatmet wird. Es kann sein, dass anfangs ab und zu ein Bedürfnis besteht, ihn ein wenig zu bewegen, um so immer mehr eine optimale Ruheposition herauszufinden. Am leichtesten wird das gelingen, wenn Sie vor dem Yogaschlaf noch eine Reihe von Bewegungsmeditationen im Stehen, Sitzen oder Liegen gemacht haben, oder auch unmittelbar vor dem Yogaschlaf circa 20 Minuten Zazen praktiziert haben. Sie werden feststellen, dass parallel zu der körperlichen Entspannung im Liegen auch der Geist – nach anfänglichen Turbulenzen, in denen Tageserinnerungsreste nachverarbeitet werden – immer mehr zur Ruhe kommt. Er wird immer mehr zum Beobachter, zum Zeugen all der kleinen unmerklichen Prozesse, die im Körper ablaufen, während er sich entspannt. Der Atem wird immer ruhiger, sanfter, tiefer, der Geist immer weiter, stiller, reiner. So bewegen Sie sich immer mehr auf den Yogaschlaf zu, bis da nur noch die einfache Wahrnehmung ist: Mein Körper ist, er ist ganz einfach. Mein Atem fließt. Mein Geist ist, er ist ganz einfach. Körper ist – Geist ist – ich bin – Stille – Ruhe – Klarheit – Weite – Offenheit – Alles – Nichts – Ewigkeit.

Danach gibt es verschiedene Arten, die Übungen im Liegen ausklingen zu lassen:

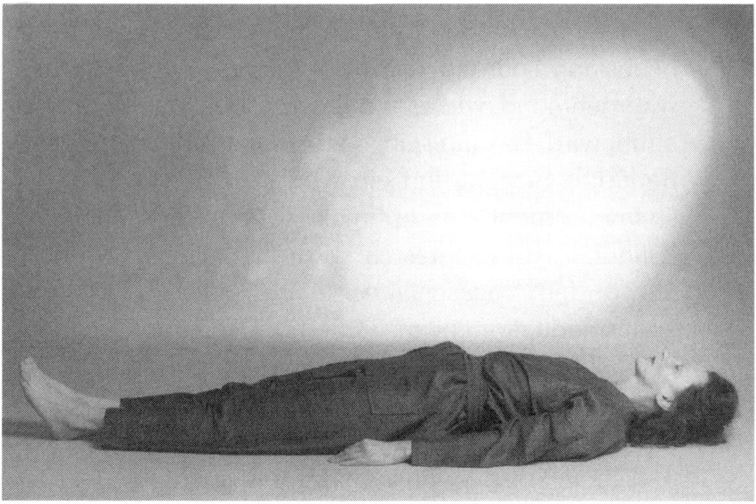

Der Yogaschlaf

7. Rekeln

- Nachdem Sie die Übungen im Liegen für mindestens zwölf Atemzüge ruhig ausklingen lassen, können Sie sich vor dem Aufstehen ganz bewusst »wachrekeln«. Beginnen Sie damit, in die Fingerspitzen und Zehen zu spüren und diese abwechselnd anzuspannen und loszulassen. Sie können auch Ihr Gesicht in Grimassen legen und wieder weich werden lassen. Strecken und dehnen Sie sich dann ganz nach Belieben, indem Sie in sich hineinspüren, was Ihr Körper möchte. Versuchen Sie, nichts mechanisch oder aus reiner Routine zu tun. Möglicherweise wünscht sich Ihr Körper heute etwas ganz anderes als gestern. Gähnen Sie dazu ruhig auch herzhaft und befreiend.

- Erst dann, wenn Sie Ihren Körper ganz wachgerekelt haben, können Sie sich wieder in die Senkrechte begeben. Wenn Sie sich etwas mehr Zeit gönnen können, ist es sehr sinnvoll, die folgende Aufstehübung anzuschließen. Sie verlangt zusätzlich nur etwa fünf Minuten und vertieft die Rekelübung in ihrer Wirkung ungemein.

8. Aufstehübung: Der Weg ist das Ziel

- Nach dem »Wachrekeln« legen Sie noch einmal eine kurze völlige Entspannung von drei tiefen Atemzügen ein, um sich damit auf den ruhigen Rhythmus zwischen Aktivität und Entspannung einzustimmen, der den Kern der Aufstehübung bildet. Denn eigentlich handelt es sich bei dieser Übung nicht so sehr um das Nachvollziehen einer vorgeschriebenen Form, als vielmehr um die große Kunst, immer wieder aufs neue zu erspüren, was Ihrem Körper in seiner Einzigartigkeit während der langen Reise in die Senkrechte am besten tut.

- Der wichtigste Merksatz hierfür ist: »Der Weg ist das Ziel.«
  Versuchen Sie also von dem Gedanken abzulassen, dass Sie möglichst direkt und schnell in die Aufrechte gelangen. Konzentrieren Sie sich dagegen ganz auf den Moment, um zu erkunden, was Ihr Körper jetzt gerade möchte. Mit welchem Körperteil soll die Reise nach oben beginnen? Von wo möchte die Initiative ausgehen, der erste Impuls zum Aufstehen? Mag sein, dass Sie als Erstes nur das rechte Knie anziehen möchten, oder einen Arm noch einmal dehnend nach oben strecken wollen. Vielleicht steht Ihnen der Sinn mehr danach, mit beiden Händen über das Gesicht zu reiben oder sich die Ohren kurz durchzukneten.

Beginnen Sie mit diesem ersten Impuls, der jeden Tag ein anderer sein mag, und erinnern Sie sich dabei an den oben angesprochenen Rhythmus von Anspannung und Entspannung. Nach jeder Aktivität sollte für etwa drei bis vier ruhige tiefe Atemzüge eine Pause eingelegt werden. Versuchen Sie, in diesen Pausen eine Position einzunehmen, in der Sie möglichst ohne jede muskuläre Anspannung ausruhen können, etwa nur auf Ihr Skelett gestützt. Auf diese Weise können äußerst erholsame und ganz individuelle »Yogastellungen« entstehen, in denen Sie auch gerne für längere Atempausen verweilen können, um in die entsprechende Stellung »hineinzuatmen«.

Das stille Qigong, der »kleine Energiekreislauf«

Der sogenannte kleine Energiekreislauf im stillen Qigong hat große Ähnlichkeit mit der ZAZEN-Übung. Allerdings kann er nicht nur im Sitzen (wie im ZAZEN), sondern auch im Liegen (wie im Yogaschlaf) und von gut Geübten im Taiji-Stand praktiziert werden. Dabei werden im klassischen stillen Qigong die Augen geschlossen gehalten. Meiner persönlichen Erfahrung nach wirkt die Übung aber auch mit den leicht geöffneten Augen wie beim ZAZEN sehr gut. Der Unterschied zu der stillen ZAZEN-Übung, dem Sitzen in Absichtslosigkeit, ist dabei vor allem, dass die Konzentration auf besonders wichtige Punkte im Energiekreislauf (wie die traditionelle chinesische Medizin ihn beschreibt) gerichtet wird. In der Vorstellung wird die Bewusstheit auf diese Punkte gelenkt und in sanfter Wachheit dort gebündelt. Nach einigem Üben wird durch die Ansammlung der Bewusstheit ein Wärmegefühl in den Punkten wahrgenommen (Vgl. dazu: Über die Bedeutung der Vorstellungskraft). Manchmal kann dabei das Bild recht hilfreich sein, mit jedem Ausatem sanft eine Glut im entsprechenden Energiebereich anzufachen. Diese heilsame Energie (das gute Qi) wird in der Vorstellung in einem Energiekreislauf entlang den neun Punkten gelenkt, wie die nebenstehende Abbildung zeigt:

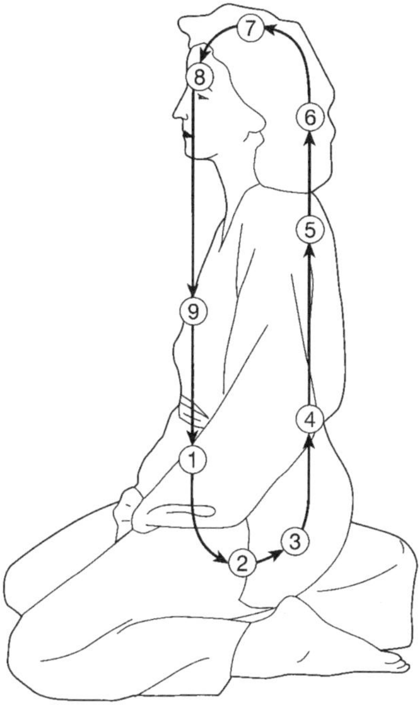

Abbildung kleiner Energiekreislauf

1 Shang Dan Tien, unteres Dantien
2 Hui Yin, Dammpunkt
3 Wei Lü, Steißbeinpunkt
4 Ming Men, »Tor des Lebens«
5 Daznui, erster Brustwirbelpunkt
6 Yuznen, »Jadekissen«
7 Baihui, »Tausendblättriger Lotos«
8 Shao Dan Tien, oberes Dantien
9 Zhong Dan Tien, mittleres Dantien

1. Der Energie-(Qi-)Kreislauf beginnt und endet im unteren Dantien (*Shang-Dan Tien*).

2. Von dort wird die Energie durch achtsames Hinspüren zum »Damm-Punkt« (*Hui Yin*) gelenkt, an der Basis des Beckenbodens, zwischen Geschlechtsteil und Darmausgang. Dies ist der Ursprung der weiblichen Energie, deren Hauptgefäß in der Körpermitte auf der Vorderseite des Körpers verläuft (sog. Konzeptionsgefäß, *Du-Mo*).

3. Dann wird die Energie weitergelenkt zum »Steißbeinpunkt« (*Wei Lü*), wo der Ursprung des männlichen Hauptmeridians (sog. Gouverneur, *Jen-Mo*) liegt, der auf dem Rücken an der Wirbelsäule bis zum Scheitel verläuft. Auf diesen beiden Punkten zwei und drei ruhen wir bei der Meditation im Sitzen, wobei der Weilü-Punkt guten Halt nach schräg hinten vermittelt.

4. Danach wird das Bewusstsein und damit die Energie zum »Nierenpunkt« (*Ming Men*) – oft auch als »Tor des Lebens« bezeichnet (Sitz der ererbten und Speicherenergie) – gelenkt. Er liegt etwa in der Mitte der Lendenwirbelsäule auf einer Verbindungslinie vom Nabel zur Wirbelsäule vor dieser im Körperinneren. Es ist oft der Bereich, wo wir in Schwächesituationen einknicken und uns durch ein Hohlkreuz zu stabilisieren suchen. Durch den Energiezuwachs bei dieser Übung wird er gestärkt und richtet uns hier gerade auf.

5. Der nächste Punkt auf unserer Reise ist der sogenannte »Brustwirbelpunkt« (*Dazhui*), der ein wenig unterhalb des prominenten siebten Halswirbels etwa auf der Verbindung der Schulterlinie mit der Wirbelsäule liegt. Wenn wir uns auf ihn konzentrieren und gedanklich Wärme in diesem an Yang-Energie reichen Punkt entstehen lassen, können wir in der sitzenden und stehenden Meditation beobachten, wie die Schultern sich sanft öffnen und entspannen.

6. Von dort aus lassen wir die Energie in unserer Vorstellung und Empfindung weiter nach oben steigen, zum sogenannten »Jadekissen« (*Yuzhen*), einem flächigen Bereich am Hinterkopf zwischen den Ohren. In manchen alten chinesischen Trachten kann man ein hier angebundenes Seidenkissen sehen, als wollten sich die Trägerinnen) damit dieses Energiezentrum in Erinnerung rufen. Es ist dies der Bereich, in dem die Wirbelsäule in den Kopf mündet und die entwicklungsgeschichtlich alten und besonders lebenswichtigen Stammhirnfunktionen liegen.

7. Die Energiereise nach oben gipfelt im »Scheitelpunkt« (*Baihui*), dem höchsten Punkt auf der Mitte des Schädels. Dieser besonders Yang-intensive Punkt ist analog zu dem siebten Kronenchakra der hinduistischen Charkrenlehre zu sehen. Er wird oft auch als »tausendblättriger Lotos« bezeichnet und bei Buddha-Statuen meist durch eine mützenartige vielblättrige Erhebung oder gar durch eine an dieser Stelle entspringende Energieflamme symbolisiert.

In den Darstellungen christlicher Heiligenfiguren wird hier und manchmal auch hinter dem Kopf am Jadekissen (künstlerische Freiheit) der Heiligenschein abgebildet, durch den ebenso symbolisch auf die voll bewusste strahlende Energie in diesen Zentren (Punkten) hingewiesen wird.
Bei der Meditation im Sitzen und im Stehen kann es hier sehr hilfreich sein, sich vorzustellen, dass sich der tausendblättrige Lotos am Scheitelpunkt voll entfaltet und ein Lichtband mit dem Himmel verbindet, das mit jedem Einatem in Leichtigkeit aufrichtend wirkt.

8. Von dort aus lassen wir in unserer Vorstellung die Energie wie flüssiges Licht breitflächig über die Stirn nach unten strömen und sich im »dritten Auge« zwischen den Augenbrauen sammeln. Hier befindet sich das obere Dantien (*Shao Dan Tien*) analog zum sechsten Chakra.
Wenn wir unsere Bewusstheit hier sammeln, kann die Stirn frei und weit werden und das dritte Auge gleichsam mild aufleuchten. Die Augen entspannen sich dabei und ein seliges Lächeln kann in ihnen fühlbar werden.

9. Von hier fließt die Energie an beiden Seiten der Nase über Kinn und den Kehlkopf in den Bereich des Solarplexus, analog zum vierten Chakra. Hier befindet sich, etwa auf Höhe der Brustwarzen beim Brustbein gelegen, das mittlere Dantien (*Zhong Dan Tien*), auch als das »mittlere Zinnoberfeld« oder der »mittlere Energiesee« bezeichnet.

Wir können uns bei der Konzentration auf diesen Punkt mit zwei Bildern helfen: einmal mit der Vorstellung, das Lächeln aus den Augen vom oberen Dantien fließe so lange zum Herzen und zur Leber, bis auch das Herz und die Leber zu lächeln beginnen; oder dem Bild, unser Solarplexus beginne zu strahlen wie eine Sonne in uns.

10. Der Energie-(Qi-)Kreislauf schließt sich mit dem Hinströmen und Sammeln der Energie im unteren Dantien (*Shang Dan Tien*), wo die Reise begann. Zentriertheit, Wärme und Sammlung lassen sich dort fühlen.

Wenn Sie diesen Energiekreislauf im Sitzen meditiert haben und sich noch ein wenig Zeit gönnen wollen, können Sie - auf das untere Dantien und die Bauchdeckenbewegung durch den Atem konzentriert - noch einige Zeit ZAZEN üben, eine sehr gute Kombination.

Zu all diesen Meditationsübungen möchte ich Ihnen noch ein paar ganz einfache und doch sehr gesundheitsförderliche Selbst-Massageübungen beschreiben. Diese haben sich in der Praxis außerordentlich bewährt. Sie benötigen dafür - auch bei konzentrierter und liebevoller Ausführung - nur relativ wenig Zeit und erreichen viel für Ihre Gesundheit und Ihr Wohlbefinden.

Sie können einzeln praktiziert, aber auch sehr gut kombiniert werden, zum Beispiel in der Reihenfolge: Fußmassage (im Sitzen) - Ganzkörpermassage (im Sitzen) - Gesichtsmassage (im Liegen) - Ohrmassage - Mundmassage.

Wenn man sich einmal den Luxus eines circa eineinhalbstündigen Gesundheitstrainings gönnen möchte, dann würde sich diese Massagefolge am besten in die »lange Übungsform« im Anhang einfügen lassen. Am natürlichsten ergibt sich dies nach der letzten Übung im Sitzen und vor dem darauffolgenden Übungsteil im Liegen.

Einfache Massageübungen

Die Ganzkörpermassage durch Abklopfen

Diese einfache Übung regt den gesamten Organismus auf sanfte Weise an, fördert die Durchblutung nicht nur an der Hautoberfläche, sondern über den cutiviszeralen Reflex auch der inneren Organe. Besondere Bedeutung kommt auch hier wieder dem Atem zu. Vergessen Sie bei all dem, was Sie tun, nie, ruhig entspannt und tief zu atmen.
Wenn Sie die Übung nicht in freier Natur durchführen, sollten Sie nicht vergessen, sich eine solche Umgebung wenigstens vorzustellen und sich gedanklich darauf einzustimmen.
Die Übung wird am besten im Sitzen durchgeführt. Stellen Sie die Knie auf und lehnen Sie sich etwas nach hinten, sodass Sie Ihre Bauchmuskulatur spüren, und die Muskeln der Beine weitgehend entspannt sind. Dann stoßen Sie mindestens zehnmal rhythmisch von außen mit Ihren Fingerspitzen an Ihre Waden, um sie locker schwingen zu lassen. Nun wiederholen Sie diese Übung mit Ihren Oberschenkeln. Möglicherweise müssen Sie sich dazu noch ein wenig mehr zurücklehnen, damit die Muskelanspannung ganz aus den Oberschenkeln weicht.
Klappen Sie jetzt den rechten Unterschenkel zum Körper, sodass Sie sich bequem dem linken Bein

zuwenden können. Entspannen Sie Ihre Finger, als ob Sie zehn lockere Gummischläuche an den Handtellern hängen hätten, und beginnen Sie damit, das linke Bein mit dem Fuß beginnend nach oben abzuklopfen. Die Finger bleiben dabei ganz locker. Sie prasseln wie dicke Regentropfen auf den Fuß, das Fußgelenk, die Unterschenkel das Knie und die Oberschenkel. Lehnen Sie sich dann mit dem Oberkörper ein wenig nach vorne und klopfen Sie auch die Pobacken fest ab, danach auf dieselbe Weise das rechte Bein.

Jetzt beginnen Sie mit dem linken Arm an der Hand, über Handgelenk, Unterarm, Ellenbogen, Oberarm bis hin zur linken Schulter und danach ebenso den rechten Arm. Lehnen Sie sich danach wieder nach vorne und klopfen nochmals Po und den Rücken, so weit Sie nach oben reichen, also etwa bis in Nierenhöhe.

Als Letztes lassen Sie Ihre »Regentropfenfinger« auf den Brustkorb prasseln, von der Schulterregion über Oberkörper und Lungen bis hinunter zum Bauch oder auch von unten nach oben.

Während der gesamten Abklopfmassage lassen Sie Ihren Atem tief und ruhig fließen und stellen sich vor, in idyllischer Landschaft in regenerativer Naturumgebung zu sitzen. Zu Abschluss reiben Sie sich flächig mit Ihren Händen übers Gesicht und atmen befreiend zwei- bis dreimal tief durch.

Nehmen Sie ein wenig Mandelöl (oder ein anderes geeignetes Massageöl) und ölen Sie damit Ihren linken Fuß an Sohle, Rücken und Gelenk so ein, dass Sie mit den Händen geschmeidig über die Haut gleiten können. Halten Sie mit der linken Hand den Fuß vom Fußrücken her fest, ballen Sie die rechte Hand zur Faust und »kämmen« Sie nun mit den Mittelfingerknöcheln der Faust die Fußsohle von den Fußballen zur Ferse hin mit gutem, festen Druck aus.

Für alle Massagen gilt: Der Druck sollte nur so stark sein, dass kein deutlicher Schmerz auftritt. Schmerzhafte Punkte am Fuß, in dessen Reflexzonen sich der gesamte Körper widerspiegelt, können Hinweise auf Organe bzw. Körperregionen sein, die nicht in bester Verfassung sind. Sie sollten dann diese Stellen nicht unnötig durch Druck reizen, sondern besser die Hand ruhig auf einer solchen Stelle liegen lassen, in der Vorstellung und Gewissheit, dass aus Ihrer Hand heilsame Energie in den Schmerzpunkt und damit auch in den entsprechenden Körperbereich fließt. Dazu brauchen Sie keinerlei anatomische Kenntnisse! Ihr Körper weiß besser als jeder Außenstehende über die richtigen Zusammenhänge Bescheid. Atmen Sie mindestens zehnmal tief und ruhig durch den Schmerzpunkt, während Ihre Hand auf ihm liegt, um dann mit der Massage fortzufahren.

Als Nächstes stellen Sie Ihren linken Fuß mit der Ferse auf den Boden und fassen mit Daumen und Zeigefingern Ihrer beiden Hände die »Schwimmhäute« zwischen Ihren Zehen, um sie mit gutem Druck nach vorne herauszuziehen, als wollten Sie sie »abmelken«. Auf diese Weise unterstützen Sie über die Reflexzonen die Entgiftungsprozesse im Hals- und Nackenbereich. Danach sollten Sie jede Zehe einzeln nach vorne abstreifen und schließlich alle gemeinsam »auswringen«, als ob Sie den Fuß wie eine Zahnpastatube ausdrücken würden. So helfen Sie Ihrem Kopf, überflüssige Gedanken loszulassen, während Ihr Atem ruhig fließt.

Dann beginnen Sie mit den Daumen, den Fußrücken von den Zehen zum Fußgelenk hin zu massieren, während gleichzeitig die Fingerkuppen der anderen Finger die Fußsohle mit gutem Druck zur Ferse hin abfahren. Die Daumen finden dabei die »Straßen«, die von den Schwimmhäuten zwischen den Zehen ausgehend zwischen den Sehnen der einzelnen Zehen nach oben führen, und gleiten damit wie von selbst an den Meridianlinien am Fußrücken nach oben.

Als Nächstes »umfließen« die Finger die Fußknöchel des linken Fußes. Sie beginnen vom Fuß in Richtung Wade nach oben zu streichen. Dabei teilen sich die Fingerspitzen wie Wasser, was einen aus dem Wasser ragenden Stein umströmt. Ein Teil der Finger streicht dabei an der Achillesferse entlang nach oben, während der andere Teil oberhalb der Knöchel massiert. Hinter den Fußknöcheln vereini-

gen sich die Fingerspitzen wieder und streifen nach oben zur Wade hin aus.
Danach heben Sie das linke Bein mit dem linken Arm am Unterschenkel an und rotieren mit der rechten Hand das Fußgelenk sanft sechsmal im und sechsmal gegen den Uhrzeigersinn aus.
Abschließend bedecken Sie mit beiden Händen den linken Fuß so, dass möglichst viel Hautfläche zugepackt wird, als wollten Sie dem Fuß einen »Handschuh« anziehen, um ihn zu wärmen.
Nehmen Sie dazu eine möglichst entspannte Haltung ein, und konzentrieren Sie sich ganz auf Ihren Atem. Mit jedem Ausatem entspannen Sie noch ein wenig mehr: den Rücken, die Schultern, die Oberarme, die Unterarme und die Hände. Bleiben Sie ganz bei Ihrem Atem und spüren Sie die immer tiefer gehende Entspannung. Je mehr Sie loslassen können, desto mehr Energie (Qi) kann durch Ihre Hände jetzt in den linken Fuß einströmen und über die Reflexzonen den gesamten Körper mit einer »Energiedusche« erreichen. Wenn Sie sich in der völligen Entspannung nur auf Atem und den Hautkontakt zu den Füßen konzentrieren, können Sie nicht nur den Wärmefluss, sondern manchmal auch eine Art elektrisches Strömen spüren. Reiki-Kundige können die Energie dabei durch das Nutzen ihrer Formeln verstärken.
Diese Entspannungsphase sollte mindestens drei Minuten oder zwölf Atemzüge dauern.
Dann packen Sie den linken Fuß schön warm in Socken ein und wenden sich mit derselben Liebe,

Bewusstheit und Intensität dem rechten Fuß zu. Machen Sie sich auch hier wieder ganz bewusst, dass die Wirkung primär von der Art und Weise bestimmt wird, wie Sie massieren, das heißt, wie sehr Sie sich ausschließlich im Hier und Jetzt auf das konzentrieren, was Sie gerade tun. Eine Massage, die einfach nur nebenher abgespult wird, ist wenig hilfreich. Lassen Sie sie dann lieber einmal ausfallen und widmen Sie sich ihr nur dann, wenn Sie das Gefühl haben, sich ganz darauf einlassen zu wollen.

Zu dieser Massage sollten Sie sich am besten bequem auf den Rücken legen. Cremen Sie sich Ihre Hände gut mit Massageöl ein, sodass Sie über Ihre Gesichtshaut gleiten können, ohne diese durch die Reibung zu stark zu reizen.
Dann stützen Sie Ihre Hände mit den Daumen in den Schläfen ab und legen die Fingerkuppen der anderen Finger in der Mitte der Stirn ab.
Nun beginnen Sie damit, sich gleichsam einen Mittelscheitel auf die Stirn zu ziehen, indem Sie mit den Fingerkuppen nach beiden Seiten mit gutem Druck (gerade so fest, dass es nicht schmerzt) die Stirn ausstreichen. Die Fingerkuppen können sich dabei so verteilen, dass Sie mit den Kuppen von Zeige- und Mittelfinger bis zum Haaransatz nach oben kommen. Sie lassen dann eine leicht kreisende Bewegung entstehen, als ob Sie ein Widdergehörn auf Ihre Stirn zeichnen wollten. Das bedeutet, dass die Fingerspitzen von Zeige- und Mittelfinger seitlich am Haaransatz nach unten streichen, sich dort mit den anderen Fingerkuppen vereinigen, mit diesen von vorne unten in die Schläfen eintauchen und sich mit einer spiraligen gegenläufigen Bewegung ins Zentrum der Schläfen hineinmassieren:

Diese »Widdermassage« zusammen mit dem ruhig fließenden Atem drei- bis viermal ausführen.

- Als Nächstes fassen Sie die Augenbrauen in der Mitte zwischen Daumen und Zeigefingerkuppen und streifen sie nach beiden Seiten hin kräftig aus. Dabei lassen Sie sich von den ruhigen Atemzügen begleiten.

- Dann fühlen Sie mit den Daumenkuppen in die inneren Augenwinkel, dort, wo die Augen auf die Nasenwurzel treffen. Wenn Sie genau hinspüren, werden Sie dort eine kleine, etwa stecknadelkopfgroße Erhöhung finden. Massieren Sie sanft um diesen Punkt herum, ohne dabei Öl in die Augen zu reiben. Auf diese Art und Weise regen Sie nebenbei auch noch den Blasenmeridian an, dessen Ursprungspunkt sich hier befindet. Von dieser Stelle aus fahren Sie mit den Daumenkuppen über den oberen »Kraterrand« der Augen zum äußeren Augenwinkel, wo sich ebenfalls eine kleine knöchrige Erhöhung ertasten lässt. Auf dieser Wegstrecke lassen sich mehrere Unebenheiten, Nervenaustrittspunkte etc. fühlen, über die die Daumen sanft hinweggleiten. Auch die kleine Erhebung am äußeren Augenwinkel können Sie vorsichtig massieren, um damit den Gallenblasenmeridian anzuregen. Von dort aus lassen Sie die Reise zu den Schläfen hin auslaufen. Wiederholen Sie diese Linie drei- bis viermal und bleiben Sie dabei ganz bewusst beim Atem. Erinnern Sie sich daran: Nur wenn die Bewegung feinfühlig vom Atem gelenkt wird, sammelt sich Lebensenergie entlang der Massagebahnen. Der Atem bestimmt den Rhythmus, bis Sie sich im Massieren »verlieren« und Ihre Aktionen von innen heraus wie von selbst geschehen.

- Die nächste Massagestrecke beginnt wieder beim inneren Augenwinkel, läuft aber diesmal über den unteren »Kraterrand« der Augen zum äußeren Augenwinkel. Auch hier können sie die kleinen Unebenheiten auf dem Grat der Augenhöhlen fühlen und drücken dabei nur so fest, dass es nicht schmerzt, wenn Sie über die Nervenaustrittspunkte und andere Faserbündel gleiten. Massieren Sie auch bei dieser Strecke die »Knöpfchen« an den Augenwinkeln und lassen Sie die Bewegung in die Schläfe hinein auslaufen. Das Ganze ebenfalls drei- bis viermal.

- Auch der nächste Weg beginnt am inneren Augenwinkel. Gleiten Sie von dort aus mit den Daumenkuppen ein wenig nach unten und dann seitwärts über die sich natürlich ergebende »Straße« unterhalb der Wangenknochen (Jochbein) und über die Kaumuskulatur bis unter die Ohrläppchen. Achten Sie darauf, dass Sie genug Öl auf den Fingerkuppen haben, um reibungslos mit angenehm festem Druck drei- bis viermal auch diese Wegstrecke entlangzufahren.

- Dann beginnen Sie nochmals am inneren Augenwinkel und gleiten diesmal an der Nasolabialfalte und an den Mundwinkeln vorbei mit den Daumen unter das Kinn. Wenn Sie auch diese Strecke – vom Atem geführt – drei- bis viermal massiert haben, lassen Sie die Daumenkuppen gleich unter dem Kinn liegen,

- platzieren dann die Kuppen von Zeige- und Mittelfinger auf der Oberlippe unter der Nase und streifen die Oberlippe mit ihnen nach beiden Seiten hin aus, als wollten Sie einen Mittelscheitel auf einem Oberlippenbart ziehen. Dabei sollte der Druck so groß sein, dass Sie durch die Oberlippe hindurch auf angenehm sanfte Art und Weise das Zahnfleisch des Oberkiefers mitmassieren. Nachdem Sie auch dies drei- bis viermal mit viel Gefühl gemacht haben,

- verfahren Sie entsprechend mit der Unterlippe. Auch hier können Sie das Zahnfleisch des Unterkiefers durch die Lippe erreichen und sanft massieren.

- Dann gleiten Sie als Nächstes mit den Daumenkuppen vom Kinn aus über Unterkiefer und Kinnwinkel zum Ohrläppchen hin. Achten Sie darauf, nicht zu viel Druck anzuwenden, wenn Sie über die empfindlichen Unterkieferdrüsen streichen.

- An den Ohrläppchen angekommen, können Sie damit beginnen, diese kräftig zwischen Daumen und Zeigefingern durchzukneten. Lassen Sie diese Bewegung dann nach oben laufen und massieren Sie auf diese Weise die Ohrmuschel bis ganz nach oben. Dort angekommen, greifen Sie so um, dass die Daumen all die Vertiefungen und Stege der inneren Ohrmuschel tastend massieren können, während die restlichen Fingerkuppen die Ohrmuschel vom Schädelansatz her weiter durchkneten. Machen Sie sich - während Ihr Atem dazu ruhig fließt - klar, dass Sie auf diese Art und Weise über die Ohrreflexzonen nochmals den ganzen Körper - auch seine inneren Organe - erreichen und heilend anregen.

- Abschließend reiben Sie Ihre Hände noch einmal fest aneinander, bis sie sich ganz heiß anfühlen, fahren sich noch einmal großflächig über das ganze Gesicht und legen die Hände neben dem Körper ab. Legen Sie jetzt das Gesicht noch einmal in wilde Grimassen wie in Dämonenmasken und geben Sie so über Ihre ganz persönliche Maske dem Dämon der Wut (als wollten Sie stumm alle Aggressionen in dieser Grimasse hinausbrüllen), dem Dämon der Gier (als könnten Sie durch die entsprechende Grimasse all Ihre unerfüllten Wünsche manifestieren) und dem Dämon der Angst (wie ein lautloser Schreckensschrei) die Möglichkeit, Ihre Seele zu verlassen. Auf dem Höhepunkt der mimischen Anspannung lassen Sie dann ganz los, sodass ein entspanntes »Babyface« entstehen kann. So liegen Sie auf einer Sommerwiese, lassen sich die Sonne auf den Bauch scheinen und entspannen noch mindestens zwei Minuten nach. Wenn Sie sich noch etwas mehr Zeit gönnen wollen, so könnten Sie zusätzlich die Mundmassage anschließen.

Dazu erkunden Sie mit festem Druck der Zunge den Zwischenraum zwischen Oberlippe und Zähnen, zwischen Unterlippe und Zähnen und auch die gesamte restliche Mundhöhle. Sie werden feststellen, dass sich bei dieser »Zungendruckmassage« eine ganze Menge Speichel im Mund ansammelt. Lassen Sie dies geschehen. Der Speichel hat in der chinesischen (taoistischen) Medizin eine ganz besondere Bedeutung. Er wird in seiner »Potenz« mit dem männlichen Samen beziehungsweise mit den weiblichen Fortpflanzungssäften verglichen und sollte, wenn er sich angesammelt hat, mit der Vorstellung hinuntergeschluckt werden, dass man ihn durch das Schlucken in das Dantien (das Energiezentrum im Unterbauch) lenkt.

3. Die Wirkungen der Übungen auf die Gesundheit

Zunächst ein kurzer Exkurs in die wissenschaftliche Meditationsforschung für all diejenigen, die eine wissenschaftliche Bestätigung für die Wirkungen der Meditationspraxis wollen. Hier kann man physiologische Wirkungen, psychologische Wirkungen und therapeutische Ausblicke unterscheiden.

Wirkungen auf den Körper

Zu den bestuntersuchten Bereichen der Meditationsforschung zählen die elektroenzephalographischen (EEG)-Veränderungen bei Meditierenden. Im Meditationszustand zeigt das EEG regelmäßige und kontinuierliche Alpha-Rhythmen und hochamplitudige Theta-Muster, wobei besonders die Synchronisation der Schwingungsmuster sowohl zeitlich als auch topographisch (auf die Gehirnhemisphären bezogen) auffällt.

Die Neigung der Gehirnstromwellen, während der Meditation in harmonischem Gleichklang miteinander zu schwingen (die sogenannten EEG-Kohärenzmuster), können symbolisch auch als ein »Im-Gleichklang-Schwingen« mit den verschiedenen Schwingungsmustern dieser Welt verstanden werden.

Besonders »bedeutungsschwanger« ist aber die Tatsache, dass im meditativen Zustand Wellenmuster, die für den passiv-entspannten Schlafzustand typisch sind (und damit den Yin-Archetypus des nächtlich Weiblichen verkörpern), kohärent mit Wellenmustern schwingen, die die männlich-aktive Tagbewusstheit widerspiegeln, also eine in der Gehirnstromaktivität ablesbare Vereinigung des »Weiblichen« mit dem »Männlichen«, ein Abbild der in der Esoterik so häufig angestrebten unio mystica.

Die Tatsache der kohärenten Schwingung, d. h. ein in gleicher Phase Miteinander-Schwingen, ist dabei die Besonderheit des meditativen Zustands, aus dem sich die meditationstypische hohe Bewusstheit ergibt.

Normalerweise (außerhalb der Meditation) existieren diese »männlichen« und »weiblichen« Schwingungsmuster getrennt voneinander.

Auch der Hautwiderstand verändert sich bei Meditierenden in einer Art und Weise (Anstieg des basalen Hautwiderstands um bis zu 300 Prozent), die man nach bisherigen Erkenntnissen als Zeichen tiefer Entspannung werten darf.

In über vierzig wissenschaftlichen Arbeiten wurde auch ermittelt, dass während stiller, ruhiger Meditationen (ZAZEN, stilles Qigong) eine deutliche Abnahme des Sauerstoffverbrauchs (bis zu 55 Prozent) wegen der herabgesetzten Atemfrequenz (Atempausen bis zu einer Minute) eintritt.

Obwohl die Schlagzahl des Herzens in tiefer Meditation stark herabgesetzt ist, findet eine Zunahme der Haut-, und Muskeldurchblutung sowie besonders der frontalen Gehirnbereiche statt. Dazu kommt in der Regel eine Blutdruckabsenkung, besonders bei Personen mit erhöhtem Blutdruck.

Alle diese Parameter sind nicht nur statistisch interessant, sondern haben eine tiefe Bedeutung und Aussage, denn sie weisen auf körperlich fassbarer Ebene gleichnishaft daraufhin, dass der meditative Zustand ein Zustand erstaunlicher Bedürfnislosigkeit (Sauerstoffverbrauch!) bei gleichzeitig hoher Lebendigkeit und Wachheit (bessere Durchblutung; Blut als »Lebenssaft«!) ist, und hyperenergetischen Menschen (Bluthochdruck!) »den Druck nimmt«.

Am wenigsten gesichert ist das wissenschaftliche Untersuchungsmaterial zu dem Bereich biochemischer und hormoneller Veränderungen. Und doch zeichnet sich hier zumindest ab, dass der meditative Zustand in dieser Hinsicht deutlich vom nichtmeditativen unterschieden werden kann.

Das gilt vor allem für hormonelle Stressindikatoren. So konnte bei Meditierenden eine starke Absenkung des Kortisolspiegels als Anzeichen für eine stressmindernde Wirkung der Meditation gefunden werden.

Wirkungen auf die Psyche

Bei den psychologischen Wirkungen kann man diejenigen unterscheiden, die mehr generelle Bedeutung für die Entwicklung der Gesamtpersönlichkeit haben, und solche, die für therapeutische Überlegungen interessant sind.

Was die Persönlichkeitsstruktur in ihrer Gesamtheit betrifft, so zeigen die hierzu durchgeführten Experimente, dass Meditationspraxis den Meditierenden offener für das Leben werden lässt. Dies zeigt sich unter anderem in einer deutlichen Sensibilitätssteigerung für optische und akustische Reize, verbunden mit einer erhöhten Toleranz für »Ungewohntes« und bislang Abgelehntes.

Die in der Meditation um ein Wesentliches erhöhte Aufnahmebereitschaft findet schon seit einiger Zeit Anwendung in der Lerntheorie, wo man (vergleiche hierzu z. B. »Superlearning« als höchst effiziente Lernmethode) die Tatsache verwertet, dass in der durch die Meditation eintretenden Entspannung ein Vielfaches an Lernstoff aufgenommen werden kann, gemessen an üblichen Lernmethoden.

Es gibt auch eine Reihe von Studien darüber, dass die Psychomotorik durch Meditation positiv verändert wird, was sich zum Beispiel in stark verkürzten Reaktionszeiten bei Reaktionstests äußert. Diese Erkenntnisse der Meditationsforschung macht man sich neuerdings auch in der Optimierung sportlicher Leistungen zunutze, unter dem Schlagwort »mentale Vorbereitung« der Sportler. Eigentlich handelt es sich hier um ein in der Esoterik schon lange bekanntes Phänomen, welches in den esoterisch betriebenen Kampfkünsten seinen Ausdruck darin findet, dass sich höchste Meisterschaft im Grad meditativer Bewusstheit manifestiert. WU-WEI, der Zustand höchstenergetischen Nicht-Tuns, ist dann der Zustand des »Unbesiegbaren«.

Im künstlerischen Bereich kann man als Folge längerer Meditationspraxis ein deutliches Ansteigen von Produktivität und Kreativität beobachten.

Der wohl wesentlichste Effekt kontinuierlichen Meditierens für die Gesamtpersönlichkeit liegt aber im Bereich der Veränderung der Selbsteinschätzung von Meditierenden.

So führt Meditationspraxis nach Forschungserkenntnissen zu einer Zunahme der Übereinstimmung zwischen Real- und Ideal-Selbst.

Bei psychisch gesunden Menschen findet man in der Regel eine höhere Übereinstimmung zwischen dem Selbst- und dem Idealbild, als etwa bei Neurotikern, die die Diskrepanz zwischen der Ist-Situation und dem Wunschbild von sich als Unzufriedenheit, innere Spannung und Unausgeglichenheit erleben. Fritz Perls, der Begründer der Gestalttherapie, soll dies einmal in unübertroffen einfach-markanter Art ausgedrückt haben: Ein Psychotiker ist einer, der sagt: »Ich bin Napoleon«, ein Neurotiker sagt: »Ich wäre gerne wie Napoleon«, und ein Gesunder stellt sich vor: »Gestatten, ich bin Hans Meier.«

Meditationspraxis führt ganz offensichtlich insofern in Richtung der Gesundung, als sich Selbst- und Idealbild einander annähern, was man als höheren Grad an Persönlichkeitsintegration werten darf.

Parallel dazu erfolgt eine Aufwertung und Stabilisierung des Selbstwertgefühls des Meditierenden, der sich – trotz der größeren Offenheit für seine Umwelt – von dieser nicht so leicht aus seinem Gleichgewicht bringen lässt.

Therapeutischer Ausblick

Von besonderem Interesse für therapeutisch Interessierte sind etwa auch die Auswirkungen, die regelmäßiges Meditieren im Bereich der Suchttherapie, der Schmerzforschung und in der Heilung von Angstzuständen und Schlafstörungen erkennen lässt.

Verschiedene Erkenntnisse in der Meditationsforschung lassen den Schluss zu, dass Meditation einen suchtmindernden bis heilenden Effekt hat. Für im (astrologischen) Symboldenken Bewanderte wird diese Erkenntnis kein Erstaunen hervorrufen, lassen sich doch sowohl Sucht als auch Meditation dem Urprinzip des Neptun zuordnen, nur mit dem Unterschied, dass Meditation das Prinzip des Neptunischen auf erlösterer Ebene vertritt als etwa Sucht.

Anders betrachtet könnte man sagen, dass Sucht ein Ausdruck verzweifelter, nicht fündig werdender Suche ist, während in der Meditation das, was der Süchtige finden möchte, gefunden werden kann: der sich aus dem Inneren heraus erklärende Sinn des Daseins.

Die spannungsabführende Wirkung der Meditation bewährt sich auch im Lösen von Schmerzzuständen. Hier bewährt sich das Prinzip des Einverstandenseins als Merkmal der Meditation besonders. Wenn nämlich der übliche Kampf gegen den Schmerz zugunsten eines Aufgehens im Schmerz aufgegeben wird, kann es sogar zur völligen Schmerzfreiheit kommen.

Etwas philosophisch überspitzt könnte man formulieren: Wer sollte denn den Schmerz spüren, wenn du ganz Schmerz geworden bist? Hier kann man besonders deutlich ein Grundprinzip der Meditation studieren, nämlich: »Mache das, worunter du am meisten leidest, zum Gegenstand der Meditation (das heißt, lass dich darauf ein, und bekämpfe es nicht mehr), und das Leid wird sich nach und nach wie von selbst auflösen.«

Besonders gut untersucht ist in der Meditationsforschung die angstmindernde Wirkung der Meditation. Regelmäßiges Meditieren senkt nach diesen Erkenntnissen sowohl den grundsätzlichen Angstlevel, auf dem der Betreffende lebt, und macht diesen Menschen so entscheidungsfreudiger, spontaner und vitaler; darüber hinaus hat sich regelmäßiges Meditieren als sehr erfolgreich bei bestimmten Formen von Phobien beziehungsweise zum Beispiel bei Examensangst erwiesen. Freilich soll man sich hier keine Wunder erwarten, da Meditationspraxis ja erst kontinuierlich wachsen muss, und wahre Meditation zweckfrei praktiziert werden sollte. Die Gier, Meditation »optimal auszuschlachten«, findet hier an der Definition des Meditativen als etwas Absichtslosem von selbst ihre Grenze.

Das heute leider so weitverbreitete Phänomen von Schlafstörungen wird durch Meditationspraxis ebenfalls sehr positiv beeinflusst. Klinische Untersuchungen wiesen hier nach, dass selbst Patienten mit langjährigen und hartnäckigen Schlafstörungen nach einiger Zeit der regelmäßigen Meditation von ihren Problemen geheilt oder doch zumindest weitgehend befreit wurden.

Ich habe jetzt so viel Positives über das Meditieren berichtet, dass Sie vielleicht misstrauisch geworden sind, ob das überhaupt stimmen kann, etwa nach dem Motto: »Wenn das alles so einfach wäre, dann könnte man die Meditation ja als Allheilmittel betrachten...«

Ich persönlich würde Ihnen darauf antworten, dass Meditation noch am ehesten von all den Heilmethoden, die wir kennen, den Titel des Allheilmittels beanspruchen könnte. Der Begriff der Meditation ist den Menschen so vertraut, dass wir ihn in allgemein bekannten Sprachbegriffen wiederfinden können, wie etwa im lateinischen Begriff für Heilmittel, *remedium,* der wörtlich übersetzt nichts anderes bedeutet wie Zurück zur Mitte, wieder in die Mitte. Dasselbe finden wir im englischen Begriff für Arznei, nämlich *remedy*.

Andererseits ist ein gewisses Misstrauen gegenüber so viel positivem Idealismus vielleicht angebracht, denn nicht für jeden Menschen ist zu jeder Zeit Meditation von Vorteil.

Es gibt sogar Situationen, in denen bestimmte Meditationsformen kontraindiziert sind. Davon zu unterscheiden sind zunächst Nebenwirkungen, die häufig beim Meditieren auftreten. Das Abführen der innerseelischen Anspannungen und der damit einhergehende Reinigungseffekt haben nämlich natürlicherweise zur Folge, dass Verdrängtes nach oben kommt. Und sicher nicht alles von dem, was da nach »oben« drängt, ist immer angenehm. Vielmehr werden einem auf dem Weg zur Ehrlichkeit mit sich selbst auch die Schattenseite der Seele, ihre »Abgründe«, bewusst. Dazu sollte man angstfrei stehen können. Manchmal kann dabei therapeutische Hilfe nützlich bis notwendig sein.

Wie bei allen anderen Dingen sollte man sich bei der Meditationspraxis nicht überfordern. Auch die Sehnsucht nach »Erleuchtung« rechtfertigt keine »manische« Meditationspraxis. Die gesunde Mitte, die im Wort Meditation liegt, wird hierbei verlassen.

Warum die Übungen glücklich machen

Wenn wir uns die mittlerweile einige Jahrzehnte wissenschaftlich durchgeführte Glücksforschung betrachten, so kommen namhafte Wissenschaftler im Ergebnis ihrer Untersuchungen zu folgenden Feststellungen. Glücksfördernd ist aus der Sicht der Glücksforschung:

Autotelisches Handeln: Diesen Begriff prägte der Chicagoer Psychologieprofessor Csikszentmihalyi in seinem Buch »Flow, das Geheimnis des Glücks«. *Autotelisch* bedeutet: Sein Ziel in sich selbst finden (von altgriechisch *autos* = selbst; *telos* = das Ziel). Es meint, eine Sache um ihrer selbst willen zu tun, ohne einen weitergehenden Zweck damit zu verfolgen, und ist gleichbedeutend mit dem Meditationsprinzip der Zweckfreiheit des Tuns, der Absichtslosigkeit im Handeln.

Die von Csikszentmihalyi befragten Personen werteten als am meisten glückbringend das konzentrierte (!), selbstvergessene (!) Aufgehen in einer Tätigkeit, weitgehend unabhängig von der Art der Beschäftigung.

Besonders das Spiel (!) zwischen Anforderung und Fähigkeit, das heißt, das Leben als Herausforderung zu begreifen und zu lernen (!), diese Herausforderung zu bewältigen, kann nach der Glücksforschung als Glücksfaktor angesehen werden.

Als zentrale Punkte in Csikszentmihalyis Glücksstudien werden von ihm genannt:

1. Das Erlebnis klarer Handlungsanforderung und positiver Rückmeldung beim lernenden (!) Umgang damit.
2. Die Konzentration der Aufmerksamkeit (!) auf ein begrenztes Beobachtungsfeld (zum Beispiel das Schachbrett, den Billardtisch, die Kletterroute),
3. die achtsame Wahrnehmung der eigenen Person und aller in ihr ablaufenden Prozesse (!). Diese bezeichnet der Autor mit »Kontrollbewusstsein«.
4. Die Verschmelzung von Handlung und Bewusstheit, das Einswerden mit der gelebten Situation (!),
5. die Selbstvergessenheit im Aufgehen in der Handlung (!), das ekstatische Gefühl, dass »es mit einem selbst geschieht«.

Zusammenfassend kommt Csikszentmihalyi zu dem Schluss, dass das Wesentliche daran das Wachstum zu sein scheint, das Vorwärtskommen, die Entwicklung, der Prozess, das Nicht-Stagnieren, sondern Fließen (!), weshalb er Glück auch mit dem Begriff »Flow« umschreibt.

Angesichts dieser Aussagen meint man, einen Leitfaden zum Erlernen der Meditation in der Hand zu halten und nicht eine wissenschaftliche Studie über Glücksfaktoren.

Ed Diener, Psychologieprofessor an der Universität von Illinois, konnte in seinen Forschungen nachweisen, dass das häufigere und in kürzeren zeitlichen Abständen aufeinander folgende Erleben kleiner und sanfter Glücksstimulantien sich eher zu einem Glücksempfinden verdichtet als extrem intensive, aber länger zurückliegende »Glücksgipfel«, die oft genug durch einen Absturz in den dazu kontrastierenden, weniger befriedigenden Alltag kompensiert werden. Kleine, aber dauernde Reize schlagen danach eindeutig die Intensität des Reizes. Auch hier erkennen wir das Prinzip stetigen und sanften Übens in der Meditationspraxis.

Viele Forschungen kommen übereinstimmend zu dem Ergebnis, daß eine wohltuende, ästhetische Umgebung ein weiteres glückförderndes Element darstellt.

Nicht zuletzt wird in der Glücksforschung immer wieder auf den Faktor körperlicher Fitness als Glückskomponente hingewiesen. In Ergänzung dazu hat eine Studie der Universität Zürich in jüngerer Zeit aufgezeigt, dass Bewegungsmangel und Depression in einem deutlichen Zusammenhang stehen.

Lassen Sie mich nun wieder zurückkehren zu der speziellen Wirksamkeit der in diesem Buch vorgestellten Übungen für bestimmte Organbereiche. Alle bisher beschriebenen Übungen wirken sich ganzheitlich und unspezifisch hervorragend auf die körperliche, seelische und geistige Gesundheit aus. Es ist für die Zeit, in der wir leben, und besonders für die westliche Denkweise typisch, sehr detailliert symptomspezifisch zu denken und viele Dinge für naiv und entsprechend wirkungslos zu halten, die »nur« vorbeugend auf die ganzheitliche Gesundheit des Menschen abzielen.

Das zeigt sich beispielsweise in dem Bedeutungswandel, den das Wort Diät bis in die aktuelle Zeit erfahren hat. Ursprünglich bedeutete das altgriechische Wort *he diaita* noch die Lebensweise. Gemeint war damit die gesamte Lebenshaltung und -einstellung eines Menschen. Er konnte in seinem Gesamtverhalten gesund oder ungesund leben. Heute dagegen hat sich die Bedeutung des Wortes Diät im normalen Sprachgebrauch nicht nur auf reine Ernährungsfragen reduziert. Jeder würde sofort, auf das Thema angesprochen, nachfragen, um welche besondere Diät es sich denn handle, ob man wohl damit Hay'sche Trennkost meine oder vielleicht Saftfasten, ob man sich nach Bircher-Benner, nach F. X. Mayr oder der sogenannten Hollywood-Diät oder unzähligen anderen richte. Die im Westen so maßlos überspitzte Individualisierung (auch im Menschenbild) führte dazu, dass jedes »Wehwehchen« stolz darauf wurde, seine ganz persönliche Behandlung zu erfahren. Sehr suspekt betrachten wir dagegen, wenn mehrere Krankheitsbilder mit ein und demselben Mittel kuriert werden sollen. Dies erscheint uns »unwissenschaftlich« und der Besonderheit der Sachlage nicht angemessen. In demselben Maße beschwert sich das Ego des Patienten nicht nur in der Arztpraxis, sondern auch beim Psychotherapeuten, wenn nicht seiner Einzigartigkeit durch die ganz persönliche Medizin Rechnung getragen wird.

In der Meditationspraxis geht es dagegen darum, schrittweise erfahren zu lernen, wie unwesentlich das kleine Ego ist, und es nach und nach im Allgemein-Gültigen (letztlich in Gott) aufzulösen. Aus diesem Blickwinkel erscheint es also keinesfalls unseriös, davon auszugehen, dass es Lebensweisen (Diäten im alten Sinne) gibt, die generell Heilung versprechen, unabhängig von der individuellen Erkrankung oder Betroffenheit. So gesehen würde es eher verwundern, wenn es nur eine ganz spezielle »Technik« zur Heilung eines Symptoms gäbe. Aus der meditativen Sichtweise würde vielmehr folgen, dass sehr viele Techniken zur Heilung beitragen können, wenn sie achtsam, bewusst, präsent, einfach, absichtslos, entspannt, langsam, ruhig und still, liebevoll, regelmäßig und diszipliniert, immer bereit dazuzulernen, mit vertrauensvoller Vorstellungskraft, mit einem aufmunternden Lächeln, exakt und konzentriert in der jeweiligen Form (Technik), in heilsamer Umgebung und mit ruhig fließendem Atem durchgeführt würden.

Sie haben sicherlich die geheimnisvollen Kriterien meditativen Wirkens in meiner langen Aufzählung wiederentdeckt, wie ich sie am Anfang des Buchs entwickelt habe. Und vielleicht gelingt es Ihnen auch, diesen Ansatz wirklich zu verstehen: Wenn wir auf diese Weise Dinge tun, dann wirken sie ganzheitlich heilend, fast unabhängig davon, was wir tun. Es erübrigt sich eigentlich, darauf hinzuweisen, dass wir auf eine solche Art und Weise manche Dinge ohnehin nicht tun können. Aus dieser Einstellung heraus ergibt sich eine Art innerer Ethik, die ganz natürlich dafür sorgt, dass wir nichts tun, was für einen anderen Menschen schädlich wäre. Und dies ganz ohne Kopfzerbrechen, nur dadurch, dass wir uns an die Meditationskriterien halten. In ihnen sind wir heilsam.

Der Umkehrschluss ist auch erlaubt: Eine noch so differenziert erscheinende Therapie ist unwirksam bis schädlich, wenn sie ohne die entsprechende meditative Haltung durchgeführt wird.

Das bedeutet: Einem Menschen die Hand auf ein erkranktes Organ liebevoll (meditativ) aufzulegen, trägt zur Gesundung unter Umständen mehr bei als ein komplizierter und differenzierter chemischer oder chirurgischer Eingriff, bei dem – ohne meditative Qualität – kommerzielle Interessen im Vordergrund stehen. Gerechtigkeitshalber muss freilich gesagt werden, dass es sehr differenzierte Heilmethoden gibt, die mit viel Liebe und meditativem Bewusstsein durchgeführt werden und dementsprechend heilsam sind. Es gibt jedoch auch »Quacksalber«, die sich die Tatsache zunutze machen, dass man bei einer Behandlung mit »einfachen« Methoden weniger deutlich sieht, wie liebevoll behandelt wird. Denn immerhin hat der langjährig differenziert ausgebildete Arzt das Kriterium der Regelmäßigkeit und Disziplin, das des Lernens, und oft auch der Achtsamkeit und Präsenz schon alleine durch seine Ausbildung mit »Fernwirkung« auf seine Tätigkeit erfüllt, während der selbsternannte Heiler diese Qualitäten nicht haben muss.

Nur Sie selbst können bei Ihren Übungen »falsch« sein. Bemühen Sie sich also, nicht zu mogeln, und führen Sie alle Übungen stets korrekt aus. Ihr »innerer Arzt« ist immer so gut wie Ihre eigene Einstellung!

Der obige »Nebensatz« sollte aber auch helfen zu verstehen, warum bei den nachfolgenden, speziellen gesundheitsförderlichen Übungen bei verschiedenen Organen teilweise dieselben Übungen als hilfreich vermerkt sind. Grundsätzlich helfen alle (!) Übungen für alle (!) Organe vorbeugend und heilend, vorausgesetzt, dass sie mit der entsprechenden Einstellung durchgeführt werden. Und dennoch kann man bei den vorgestellten Techniken solche unterscheiden, die gezielter auf den einen oder anderen Organbereich einwirken. Daher werde ich bei den einzelnen Organen gesondert noch einmal die besonders geeigneten Übungen erwähnen. In Klammern ist jeweils der spezifische Effekt der Übung für den jeweiligen Organbereich angeführt.

Für jeden Organbereich eignet sich die viele tausend Jahre alte taoistische Methode, das notleidende Organ in stiller Versenkung liebevoll und aufmunternd anzulächeln sowie entsprechendes Handauflegen (evtl. mit Reiki-Formeln). Daneben sei an dieser Stelle aber auch ausdrücklich erwähnt, dass man fahrlässig und unachtsam handeln würde, wenn man glaubte, die eigene Energie reiche in allen Fällen zur »Selbstheilung« aus. Natürlich gibt es Situationen – gerade bei akuten Erkrankungen –, wo es notwendig sein wird, einen Arzt, Psychologen oder Heilpraktiker zu Rate zu ziehen und sich nicht in Selbstheilungsversuchen zu überfordern. Wenn Sie tief in sich hineinspüren, werden Sie selbst entscheiden können, wo fremde Hilfe nötig ist. Die hier aufgeführten Übungen und Behandlungen dienen in allererster Linie zur Vorbeugung und Gesunderhaltung sowie zur persönlichen Entwicklung und Glücksfindung. Bei akuten Erkrankungen wird der richtige Schritt in aller Regel sein, einen Arzt oder anderen Heilkundigen aufzusuchen. Parallel dazu werden nach Absprache mit dem Behandler von Fall zu Fall die hier aufgeführten Übungen unterstützend wirken, weil sie die allgemeine Abwehrlage (Immunsystem) kräftigen.

Übungen zur Regeneration der Leber

Allgemeines zur psychosomatischen Bedeutung der Leber im Organismus

Die Leber kann psychosomatisch als das Organ der Lebenslust, der Lebensfreude, Fülle und Vielseitigkeit, aber auch der Sinnfindung, Religio, des Glaubens, enthusiasmierter Motivation und des Urvertrauens betrachtet werden, denn sie ist von ihrem Erscheinungsbild her die größte, mit am besten durchblutete (Blut als Vitalitäts- und Lebensträger) und vielseitigste Drüse im Organismus. Wegen der letztgenannten Fähigkeit wird sie oft auch als »chemische Fabrik« bezeichnet. Wie sehr sie seelisch mit der Qualität von Sinnfindung, Religio, Glauben und Vertrauen verbunden ist, kann augenfällig an Patienten beobachtet werden, die an einer Lebererkrankung, etwa an Hepatitis, leiden. Im Gegensatz zu gravierend Herzkranken, die bereits vom Krankenbett aus versuchen, ihre Firma wieder auf Trab zu bringen, selbst wenn ärztlicherseits dringend Ruhe verordnet wird, um einen neuen Infarkt zu vermeiden, ist es kaum möglich, einen leberkranken Menschen für die Folgezeit nach der Krankheit zu motivieren. Er hat mit der Erkrankung der Leber gleichzeitig auch seine Lebenslust und Motivation verloren und würde etwa mit den Worten antworten: »Ich sehe in allem keinen

Sinn mehr, fühle mich so müde und lustlos. Mein Vertrauen ist mir ganz verloren gegangen.«

Vom Wortstock her ist auch deutlich der Zusammenhang zwischen Lebe(r) und Lebe(n) erkennbar. In der Mythologie zeigt uns die Leber des Prometheus und des Loki, die immer wieder nachwächst, ihren vitalen Bezug bis hin zur »Unsterblichkeit«. In der seriösen Astrologie wird die Leber mit dem Tierkreiszeichen Schütze, dem 9. Haus und dem Planetenherrscher Jupiter (Zeus) assoziiert. Schütze gilt als Zeichen praller Lebenslust, als das Zeichen der Werbung und Motivation, ist gleichsam der Evangelist des Tierkreises, derjenige, der weithin in päpstlicher, epischer Breite die frohe Botschaft verkündet. Das 9. Haus feiert im Häuserkreis die Wiederauferstehung zum Leben aus dem vorangegangenen »Todes«-Haus 8. Zeus/Jupiter versinnbildlicht im altgriechischen Götterhimmel ungebremste Zeu(s)gungslust, indem er sich in allerlei verschiedenen Gestalten der holden Weiblichkeit nähert, immer verfolgt von seiner Göttergattin Hera.

So erkrankt die Leber – ihrer Natur gemäß – in aller Regel an einem Leben zu ausgelassener Fülle (Wein, Droge, Weib und Gesang) und kann nur durch Maßhalten (das auf Schütze folgende Tierkreiszeichen Steinbock) wieder in Form gebracht werden. Daher eignet sich zur Leberregeneration in hervorragender Weise eine Fastenkur. Dies gilt erstaunlicherweise obwohl oder gerade, weil die Leber in dieser Zeit Entgiftungsarbeit leisten muss, wie ich in meiner fast zwanzigjährigen Erfahrung in der Leitung von Fastenseminaren regelmäßig beobachten konnte.

Eine Lebererkrankung ist oft auch ein Hinweis auf den verloren gegangenen Lebenssinn, eine Krise in der eigenen Lebensphilosophie oder eine bislang unerfüllte Sehnsucht nach echter Gläubigkeit. Statt der Ausweitung nach draußen in ein Leben immer barockerer Üppigkeit bis hin zum sinnentleerten Luxus, ist dann oft die Aufgabe gestellt, ein wenig auf den »Spiritus« in den »Spirituosen« zu verzichten und sich umzusehen nach Dingen, wo der heilige (heilende) Geist (= lateinisch spiritus) weht. Innere Religio muss zwar nicht immer im Bettlergewand oder einer asketischen Lebenshaltung gefunden werden, doch ist eine Lebererkrankung oft der Hinweis auf ein »Zuviel-des-Guten« in der äußeren Welt.

Die chinesische Medizin verbindet mit dem Lebermeridian, der an der Innenseite der Beine an den Geschlechtsorganen vorbeiläuft, ebenfalls den Aspekt der Fruchtbarkeit und (Zeus!) Zeugungsfähigkeit. Aus dieser Sicht ist das Auge als Sinnesorgan der Leberfunktion zugeordnet, weshalb vor allem die Übungen, die mit »feurigen Augen« durchgeführt werden, wie etwa die Übung »Bogenschießen« (vgl. dazu auch die Assoziation »Schütze« bei den Tierkreiszeichen), gute Wirkung auf die Leber zeigen. Mag sein, dass es kein Zufall im üblichen Sinn ist, dass die mitunter einfachste Möglichkeit, eine entzündliche Lebererkrankung festzustellen, in unserer Medizin der Blick in die Sklera (Bindehaut) der Augen ist. Dort kann man eine Gelbfärbung als Indiz für eine Lebererkrankung werten.

Übungen mit besonders unterstützender Wirkung für die Leber

- Mit dem Flammenpfeil mitten ins Ziel schießen
  (Mit feurigen Augen)

- Durch die Augen des Drachen blicken
  (Akzent auf der Augenaktivität)

- Energieblockaden lösen
  (Allgemein lockernde und durchblutende Wirkung für alle Organe der Bauchhöhle)

- Der Flug des Albatros
  (Empfindung der Weite und Freiheit)

- Den Oberkörper kreisen lassen
  (Aktivierende Wirkung auf die Organe der Bauchhöhle, besonders im Oberbauchbereich)

- Die Regulation des Qi
  (Regulation des Gesamtflusses der Lebensenergie)

- Die Käfer im Reisfeld betrachten
  (Stärkung der Oberschenkelmuskulatur = astrologisch: Schütze/Jupiter, Akzent auf dem festen Blick)

- Mit den Händen den Ballon umkreisen
  (Massierende und durchblutende Wirkung auf die Bauchorgane)

- Die Badehose aus den Brandungswellen heben (Lockerung und Aktivierung der Bauchorgane)

- Aufstehübung (Vielseitigkeitstraining)

- Fastenkuren

– Der Leberwickel
Dies ist eine sehr einfache und doch ungemein wirkungsvolle Maßnahme zur Unterstützung der Leber. Sie besteht ganz einfach darin, einen Waschlappen oder ein kleines Handtuch mit gerade noch hautverträglich-heißem Wasser anzufeuchten und diese feuchtwarme »Packung« – eventuell noch unterstützt durch eine Wärmflasche – auf den rechten Rippenbogen zu legen. Da sich die Leber rechts etwa auf derselben Höhe befindet wie linksseitig das Herz, sollte man dabei darauf achten, die feuchte Wärmezufuhr ganz auf die rechte Seite zu beschränken, da das Herz einen solchen Hitzestau im Gegensatz zur Leber nicht verträgt.
Legen Sie sich zu Ihrem Leberwickel entspannt hin, und nehmen Sie sich mindestens eine halbe Stunde Zeit, bis die Packung langsam abgekühlt ist. Es schadet auch nicht, dabei einzunicken. Wundern Sie sich nicht darüber, wenn Sie dabei manchmal etwas melancholische (*melainos* = altgriechisch schwarz, *Chole* = altgriechisch die Galle) Gefühle entwickeln sollten. Das kann die Regeneration der Leber begleiten.

- Die Leber anlächeln
  Wie schon oben erwähnt, eignet sich das innere Lächeln der taoistischen Medizin für alle Organe. Falls Sie sich etwas besonders Gutes tun wollen, sollten Sie - nach einer Zeit entspannter Sitz- oder Liegemeditation - diese heilende Energie nicht nur zur Leber hinlenken, sondern sie für alle Organe bereitstellen. Wenn Sie dies auf einmal tun wollen, empfiehlt sich besonders folgende Reihenfolge: Der Mund lächelt die Augen an - von den Augen fließt die Energie des Lächelns zum Herzen und von dort über die Lungen zur Leber, zu Milz und Pankreas (Bauchspeicheldrüse), zu den Nieren, zu den Geschlechtsorganen, zum Darm und zu allen weiteren Organen der Bauchhöhle. Diese Reihenfolge entspricht dem Zyklus Ko im Elementenkreis der traditionellen chinesischen Medizin (TCM).

Übungen zur Regeneration des Herz-Kreislauf-Systems

Allgemeines zur psychosomatischen Bedeutung des Herz-Kreislauf-Systems im Organismus

Das Herz und das Kreislaufsystem entsprechen psychosomatisch der »Sonne in uns« (Paracelsus), also unserem göttlichen Mittelpunkt und Lebensspender. Es gibt so viele Sinnsprüche im Volksmund und in der Dichtung, die in ihrer naiven Ehrlichkeit viel besser als akademische Abstraktionen die Zusammenhänge zwischen dem seelischen Herzen und seiner körperlichen Entsprechung deutlich machen: Die Palette reicht von »Man sieht nur mit dem Herzen gut« (Saint-Exupery, »Der kleine Prinz«) bis hin zu den Volkssprüchen »auf sein Herz hören«, »sein Herz verschenken«, »aus seinem Herzen keine Mördergrube machen«, »sich etwas zu Herzen nehmen«, »sich ein Herz fassen«. Herz steht also generell für die Welt der Gefühle, besonders des Gefühls-Ausdrucks, zeigt uns, ob wir ein »herzlicher« Mensch sind oder etwa »kaltherzig« und »herzlos«. Die Erkrankung des physischen Herzens ist demnach häufig eine Begleiterscheinung einer Störung im Gefühlsbereich, im Gefühlsausdruck. Dies zu erkennen und – soweit möglich – zu ändern, kann unserem körperlichen

Herzen die Last nehmen, uns im Symptom greifbar das Problem vor Augen zu führen.

Daneben ist das Herz »der Motor allen Lebens« und verhält sich in seiner Leistung, wie uns die Medizin bestätigt, nach einem Alles-oder-Nichts-Prinzip. Das Herz kann auch nicht kurzfristig einmal aussetzen, ohne dass das gesamte System zusammenbräche. So verhält sich in der Regel auch der typische Herzkranke: Er arbeitet (alles managend) selbst nach dem ersten Infarkt vom Krankenhausbett aus unermüdlich weiter. Zu lernen, sich auch einmal Ruhe zu gönnen und Abstand zu nehmen von dem Glauben, man sei unentbehrlich für den Fortgang des Geschehens, ist eine Lernaufgabe für diesen Menschentyp.

In der Astrologie wird das Herz dem Tierkreiszeichen Löwe, dem 5. Haus und dem entsprechenden Planetenherrscher Sonne zugeordnet. In den dazugehörigen Assoziationsketten und Symbolentsprechungen wird ebenfalls deutlich, dass es hier um Emotionen (*e-movere* = lateinisch etwas herausbewegen), um strahlenden Selbstausdruck (Sonne), um Mut zum Risiko (»Löwenherz«!), Autoritätswunsch (»Sonnenkönig«, »Löwe = König der Tiere«, »alles kreist um mich«) und die Selbstdarstellung (»im vollen Sonnen-[Rampen-]licht«) geht.

Bei Herzerkrankungen sollte man sich also fragen, ob in diesen Themenkreisen im Leben etwas »krankt«. Auch die Bereiche Selbstständigkeit (Löwe als die freiheitsliebende Katze, »seinem Herzen Luft machen«) oder Sexualität (»Schmusekatze«, »Macht [Löwe] macht sexy«, das 5. Haus der Astrologie ist das Haus der Sexualität) sollten meditativ darauf hin abgetastet werden, ob dort etwas im Argen liegt. Leidet die Seele in dieser Hinsicht, so muss das körperliche Herz dies ausbaden. Wo immer wir bei uns ein Manko entdecken, gilt der Satz, der dem hl. Augustinus zugeschrieben wird:

»Gott gebe mir den Mut und die Kraft, zu ändern, was ich ändern kann, er gebe mir die Einsicht und Gelassenheit, anzunehmen, was ich nicht ändern kann, und die Weisheit, zu unterscheiden, welche von beiden Situationen mir gegeben ist.«

Übungen mit besonders unterstützender Wirkung für das Herz-Kreislauf-System

Dies sind vor allem solche, die im landläufigen Sinne kreislaufanregend sind, also solche, bei denen man ein wenig »aus der Puste kommt«. Jede Aktion, die zu leichtem (nicht zu starkem) Schwitzen führt, ist gut für das Herz. Prinzipiell gilt auch, dass mäßige und regelmäßige Dauerleistung sich heilsamer auswirkt als kurze, intensive Leistungsspitzen.

- Den Wasserbüffel am Schwanz zurückziehen
  (Allgemein belebend)

- Energieblockaden lösen
  (Krampflösend)

- Den Oberkörper kreisen lassen
  (Sanfte Massage auf Brustkorb)

- Der Drache schöpft den Vollmond aus dem nächtlichen Teich
  (Kreislaufanregend)

- Auf dem Wildpferd galoppieren
  (Kreislaufanregend)

- Der Jagdhund auf der Pirsch
  (Kreislaufanregend, tonisierend)

- Der Panther schärft die Krallen
  (Katzenimitation, stressabbauend)

- Die Badehose aus den Brandungswellen heben
  (Kreislaufanregend, sanfte Massage für den Brustkorb)

- Das Herz anlächeln

- Sauna
  (Nach ärztlicher Rücksprache als Kreislauftraining)

- Das »Schiele«-Kreislaufgerät
  Das ist eine moderne und sehr verbesserte Version der guten alten Fußbadewanne. In der Volksheilkunde war es früher üblich, sogenannte »ansteigende Fußbäder« mit Hilfe einer Zinkwanne durchzuführen. In diese wurde nach anfangs lauwarmem portionsweise heißes Wasser zugegeben, um die Füße schrittweise auf etwas über 40 Grad Celsius zu erhitzen. Der Nachteil dieser praktischen Methode war freilich, dass die Wassermenge ständig zunahm, abkühlte und zudem durch den ansteigenden Wasserspiegel bis in die Wadenregion stieg, was bei Venenerkrankungen zu vermeiden ist. Das »Schiele«-Kreislaufgerät dagegen ist eine Edelstahlwanne, in die nur so viel Wasser gegeben wird, dass die Fußsohle, eventuell auch noch der Fußrücken, im Wasser stehen, sodass die Unterschenkelvenen nicht betroffen werden. Das Wasser erhitzt sich in diesem Gerät wellenförmig über circa eine halbe Stunde

von etwa 35 auf maximal 45 Grad Celsius (genaue Vorschriften sind bei bestimmten Erkrankungen zu beachten) und regt so über die Erweiterung der peripheren Gefäße auf passive Art und Weise den Kreislauf an. Darüber hinaus ist dieses Gerät in nahezu universeller Weise für die Behandlung vielfältigster Erkrankungen hilfreich, auch, wenn das Kreislauftraining im Vordergrund steht. Dies lässt sich alleine aus der intensiven Hyperthermiebehandlung der Fußreflexzonen schließen, über die der gesamte Organismus erreicht wird. Die Anwendung hängt wie die allermeisten hier gegebenen Anregungen von einer gewissen Regelmäßigkeit, am besten in Form einer Kur ab.

Die meisten Menschen scheuen sich, selbst für ihre Gesundheit Verantwortung zu übernehmen und selbst aktiv zu werden. Sie glauben an die »Soforthilfeversprechen« der Pharmaindustrie oder wollen – wie Kinder – ihr Problem an den »Papa« (Arzt, Apotheker etc.) abgeben. Der andere soll machen, dass alles wieder gut wird. Dieses Buch dagegen ist für Erwachsene geschrieben, die bereit sind, die Verantwortung für das eigene Leben in ihre eigene Hand zu nehmen. Das ist oft lästig, schenkt aber Freiheit und Unabhängigkeit. Das Gut Gesundheit ist dies sicherlich wert, wie bereits Schopenhauer formulierte:

»Gesundheit ist nicht alles, aber ohne Gesundheit ist alles nichts.«

Übungen zur Regeneration des Bewegungsapparates

Allgemeines zur psychosomatischen Bedeutung des Bewegungsapparates im Organismus

Der Bewegungsapparat und die Wirbelsäule haben vor allem zwei große Themenbereiche im Organismus zu bewältigen: Stabilität zu geben und gleichzeitig beweglich zu machen, wie bereits die Wörter »Wirbel« und »Säule« aussagen. Der Volksmund erkennt intuitiv die übertragene, psychosomatische Bedeutung, wenn er von jemandem spricht, der »kein Rückgrat« hat; er nennt den »Rückgratlosen« manchmal auch den »krummen Hund«.

Die Wirbelsäule und mit ihr der gesamte Bewegungsapparat lassen uns überdeutlich die »Haltung« eines Menschen erkennen und zeigten uns seine »Ein-Stellung« zum Leben (»erhobenen Hauptes«, »gramgebeugt«, »verschlossen«, »offen«, »elastisch«, »beweglich«). Dazu muss man nicht erst »Körpersprache«-Spezialisten heranziehen. Jeder von uns hat instinktiv ein Auge für die Gebärdensprache, selbst, wenn wir dabei auf die Mimik des Gesichts verzichten müssen. Die aufrechte Haltung oder der aufrechte Gang erzählen uns etwas über die »Aufrichtigkeit«; und nicht selten »windet« sich auch der körperlich, der sich seelisch vor etwas drücken möchte.

Unsere Übungen hier im Buch sollen beides kräftigen helfen: Beweglichkeit und Elastizität auf der einen und den aufrechten Gang und stützende Kräfte auf der anderen Seite.

In der astrologischen Betrachtung können wir die stabilen, knochigen Elemente des Bewegungsapparates dem Steinbock (analog 10. Haus, Planetenherrscher Saturn) zugeordnet finden, die flexiblen, dehnbaren (wie zum Beispiel Bandscheiben, Sehnen) den Zwillingen (3. Haus, Merkur) und die quergestreifte Bewegungsmuskulatur dem Widder (1. Haus, Mars) und sekundär dem Schützen (9. Haus, Jupiter). Saturn verkörpert dabei das (ehrgeizige) Streben nach oben – wie ein Bergkristall oder eine gotische Kathedrale –, das »feste Rückgrat«, Durchhaltevermögen und Dauerhaftigkeit, Merkur die Beweglichkeit und Wendigkeit sowie Mars den Drang nach Bewegung und Leistung. Je nachdem, welcher Bereich des Bewegungsapparates unterstützungs- oder heilungsbedürftig ist, können wir also die Symbolanalogien der entsprechenden Planeten und Tierkreiszeichen zu Rate ziehen, um Hinweise auf seelische Ursachen für die Beschwerden zu finden. Es würde zu weit führen, an dieser Stelle näher darauf einzugehen. Daher möchte ich Sie bei entsprechendem Interesse auf meine Astrologiebücher und andere vergleichbare Literatur (siehe Bibliographie am Ende des Buches) verweisen.

Übungen mit besonders unterstützender Wirkung für den Bewegungsapparat

- Der Drache schöpft den Vollmond aus dem nächtlichen Teich
  (Kräftigung von Muskeln, Sehnen, Bändern, Förderung der Elastizität und Beweglichkeit)

- Mit dem Becken eine Spirale auf den Boden malen
  (Vorbeugung vor Hüftgelenksarthrose und arthritischen Erkrankungen der Kniegelenke, Beweglichkeitsschulung im Becken und der unteren Wirbelsäule)

- Kniekreisen
  (Arthrosevorbeugung für die Knie, Stärkung der Nackenmuskulatur)

- Die Käfer im Reisfeld betrachten
  (Dehnung der Beinsehnen, Stärkung der Oberschenkelmuskulatur, Förderung der Elastizität der Wirbelsäule, Kräftigung der Oberarm-, Schulter- und Bauchmuskulatur)

- Die Brandungswelle
  (Kräftigung und Beweglichkeit des gesamten Bewegungsapparates, Vorbeugung gegen Schultergelenksarthrosen)

- Der Jagdhund auf der Pirsch
  (Stärkung der Arm-, Bein-, Nacken-, Rücken- und Bauchmuskulatur)

- Der Panther schärft die Krallen
  (Kräftigung und Elastizitätsförderung des gesamten Schulterbereichs, Wirbelsäulengymnastik)

- Die Füße umfassen und mit dem Atem das Rückgrat aufrichten
  (Dehnung der Bein- und Hüftsehnen(-bänder), Wirbelsäulengymnastik und Kräftigung von Armen und Schultern)

- Den Ballon umkreisen
  (Stärkung der Bauchmuskulatur, Kräftigung und Dehnung der Rückenmuskeln und der Wirbelsäule)

- Nach hinten abstützen und den Kopf im Nacken rollen
  (Entspannung der Nackenmuskulatur, Beweglichkeitsschulung für die Halswirbelsäule)

- Die Ankerkette
  (Wirbelsäulengymnastik für die gesamte Wirbelsäule)

- Das Baby auf dem Wickeltisch
  (Wirbelsäulengymnastik für die Lendenwirbelsäule, Elastizitätsförderung und Beweglichkeitsschulung für den gesamten Beckenbereich, Kräftigung der Hüftgelenke)

- Die Füße aufstellen und nach rechts und links fallen lassen
  (Wirbelsäulen- und Bandscheibengymnastik im oft beim Zivilisationsmenschen blockierten Lendenbereich)

- Sauna
  (Durchwärmend, entspannend, durchblutungsfördernd für Muskeln, Sehnen und Bindegewebe; vorher mit dem Arzt absprechen, da es Kontraindikationen gibt, etwa bei Venenleiden, gravierenden Herzproblemen u. a.)

Übungen zur Regeneration der Atemwege

Allgemeines zur psychosomatischen Bedeutung der Atemwege im Organismus

Die Atmung verkörpert unseren Kontakt mit der Außenwelt. Wir atmen alle dieselbe Luft und sind durch diesen universellen Lebensträger miteinander verbunden. Luft ist das Trägermedium für die Schallwellen, die uns Verständigung möglich machen. Sie ist aber auch auf geheimnisvolle Art und Weise ein Gleichnis für Freiheit, Leichtigkeit und Heiterkeit. Darauf spielen Worte an, wie »wenn der Seele Flügel wachsen« (vielleicht spricht man deshalb auch von »Lungenflügeln«) oder ein heiterer »Luftikus«. Wenn wir uns von einer Last oder bedrängten Situation befreien konnten, sprechen wird davon, dass wir »endlich wieder durchatmen können«. Ab und zu brauchen wir es, uns »Luft zu machen«. So können wir es einmal spielerisch wagen, bei Erkrankungen der Luftwege zu hinterfragen, ob wir uns in einer Störung zwischenmenschlicher Kommunikation befinden, die unsere Atemwege belastet, oder ob wir uns in einer »erstickenden« Situation befinden, wo es nötig wäre, uns »Luft zu machen«, statt diesen Schritt an unsere Lunge und Bronchien zu delegieren, um so der Umwelt »etwas zu husten«. Wir können natürlich auch vor Angst »den Atem anhalten« oder ihn im Schrecken »stocken lassen«. Statt sich sinnvoll und effektiv zu befreien, greift der Körper zu diesen verdrängenden (und damit krankmachenden) Varianten.

Unsere Atemwege können auch an einem Zuviel an Luft leiden, nämlich, wenn jemand sich zu sehr »aufbläst« (»Pneumothorax«!) und nur noch »heiße Luft« schwätzt.

Bei jeder Organbetroffenheit können wir davon ausgehen, dass die Krankheitssymptome uns darauf aufmerksam machen wollen, dass wir in dem Lebensbereich, der symbolanalog (oder assoziativ gedacht) mit dem erkrankten Organ korrespondiert, nicht in unserer Mitte sind. Die Frage lautet also immer: »Leide ich dort unter Übertreibung oder Mangel?«

So wird in der astromedizinischen Betrachtungsweise die Lunge als paariges Organ den Luftelementen Zwillinge (analog 3. Haus, Herrscher: Merkur) zugeordnet, *dem* Kommunikationszeichen schlechthin, das unter anderem Heiterkeit und Neugierde repräsentiert. Der Zwilling, sagt man in der Astrologie, ist »naseweis« und »steckt seine Nase (Luftorgan) in alles«.

Die traditionelle chinesische Medizin assoziiert mit Erkrankungen im Bereich des Lungenmeridians das zugehörige Gefühl Trauer, also einen Mangel an der lufttypischen Heiterkeit. Auch hier finden wir Zusammenhänge, die uns psychosomatische Probleme erklären.

In diesem Buch soll jedoch nicht die Analyse im Vordergrund stehen, sondern das aktive Vorgehen. Darum sind alle Übungen dieses Buches in hervorragender Weise zur Stärkung der gesamten Atemwege geeignet, da bei ihnen der Atem eine zentrale Rolle spielt. Alle Übungen sind in ihrer Wirksamkeit, wie bereits mehrfach erwähnt, von der Atmung abhängig. Wer übt und dabei den Atem anhält, kann nur einen Bruchteil an Effektivität erzielen. Obwohl der bewusste Atemfluss bei allen Übungen Beachtung findet, liegt der Akzent bei den folgenden Übungen besonders auf der Atmung und wirkt daher spezifisch auf den Respirationstrakt.

Übungen mit besonders unterstützender Wirkung für die Atemwege

- Frühlingsluft atmen
  (Weitung des Brustkorbs, Vergrößerung des Atemvolumens; fördert die Koordination zwischen Atmung und Bewegung)

- Das Atem-Qi im Dantien sammeln
  (Weitung des Brustkorbs und des Atemvolumens)

- Energieblockaden lösen
  (Atemblockaden lockern, den Atem aus alten, eingefahrenen Mustern befreien)

- Der Kranich breitet seine Flügel aus
  (Weitung des Brustkorbs, sanfte Dehnung des Atemvolumens; fördert die Koordination zwischen Atmung und Bewegung)

- Der Flug des Albatros
  (Kräftigung von Teilen der Atemmuskulatur, seelisches »Sichbefreien«; fördert die Koordination zwischen Atmung und Bewegung)

- Den Oberkörper kreisen lassen
  (Sanfte Lockerung und Befreiung des Atemflusses, entspannend und rhythmisierend, die Koordination zwischen Atem und Bewegung fördernd)

- Die Regulation des Qi
  (Sanfte Lockerung und Öffnung des Atemflusses, entspannend)

- Mit dem Flammenpfeil mitten ins Ziel schießen
  (Dehnung des Brustkorbs und Atemvolumens; fördert die Koordination zwischen Atmung und Bewegung)

– Die Blütenpollen-Kur
  Unsere Haut und unsere Atmungsorgane sind am häufigsten von den in unserer Kultur wachsenden allergischen Erkrankungen betroffen. Eine der bekanntesten davon ist die Pollenallergie, die sich bei Millionen von Menschen in der schönsten Jahreszeit im Atmungssystem auslebt und auch die Psyche

stark beeinträchtigt. Die Pollen als Botenstoffe (vgl. den Götterboten Hermes/Merkur, der im Lungenzeichen Zwillinge residiert), die offenbar, wie die alltägliche Nachrichtenüberflutung, unsere Immunabwehr bombardieren, sind aber im Gegensatz zu dieser nicht wirklich unsere Feinde. Wir können unsere Fähigkeit, mit ihnen umzugehen, in einer Jahreszeit trainieren, die frei von Pollenreizen ist. Das geschieht auf eine gesunde Art und Weise, ähnlich der Impfung mit einem aktiven Impfstoff oder einer homöopathischen Gabe, denn es gibt eine Reihe sorgsam behandelter und nach speziellen Verfahren aufgeschlossener Pollenpräparate, die, vorbeugend kurmäßig angewendet, unsere Schleimhäute auf die kommende Pollensaison vorbereiten. Die richtige Dosierung ist bei starken Allergikern dabei von großer Bedeutung und sollte mit dem Hausarzt abgesprochen werden. Im Übrigen ist eine solche Kur nicht nur zur Allergievorbeugung oder zur Kräftigung der Atemwege sinnvoll, sondern erweist sich, ebenso, wie alle anderen in diesem Buch gemachten Vorschläge, als ganzheitlich gesundheitsfördernd.

Übungen zur Regeneration des Verdauungsapparates

Allgemeines zur psychosomatischen Bedeutung des Verdauungsapparates im Organismus

Der Verdauungsapparat beinhaltet die Aufnahme von Nahrung (astromedizinisch dem Stier, 2. Haus, Venus als Herrscherin und dem Krebs, 4. Haus, Mond zugeordnet), deren Verarbeitung, Resorption und Verwertung (astrologisch: Jungfrau, 6. Haus, Merkur) sowie die Ausscheidung der nicht weiter verwertbaren Stoffe aus dem Organismus (Skorpion, 8. Haus, Pluto).

Bereits bei der Nahrungsaufnahme ist es wichtig zu fragen, ob die alltäglichen Lebensmittel tatsächlich noch diesen Namen verdienen. Vieles aus der Fast-Food-Produktpalette oder andere denaturierte Erzeugnisse »versorgen« uns mit leb- und wertlosen Stoffen. Manchmal kann man inhaltlich den Satz »Du bist, was du isst« in trauriger, fast karikaturistisch überzeichneter Form an Zeitgenossen wahrnehmen, die den Schweinespeck, den sie essen, auch angesetzt haben, einen entsprechenden Nacken entwickelt haben oder nach und nach auch die seelische Mentalität von Hühnern aus Batteriehaltung angenommen haben. Es gibt Untersuchungen, die wissenschaftlich nachweisen, dass Nahrungsstoffe tatsächlich bevorzugt an den Körperteil wandern, zu dem sie auch beim Schlachttier gehörten. Versuchen wir den Satz »Liebe geht durch den Magen« nicht nur im landläufigen Sinn zu verstehen, sondern uns selbst genug zu lieben, um uns wertvolle, lebendige Nahrung zu gönnen, selbst, wenn sie manchmal etwas teurer ist. Es ist wichtig, die Prioritäten richtig zu setzen. Das zusätzliche Geld, welches Sie für vollwertige Ernährung ausgeben, sparen Sie sich langfristig mehrfach an Arzt- und Krankenhauskosten.

Ich möchte hier keine ideologischen Betrachtungen zur Ernährung anstellen. Jeder soll selbst entscheiden, ob er sich als Vegetarier, mit gemischter Kost oder überwiegend mit Fleisch ernähren will. Ob er damit glücklich wird – und das ist ja ein Thema dieses Buchs – hängt vor allem davon ab, *wie* er isst. Und das *Wie* fängt bereits bei der Auswahl der Lebensmittel an. Bei bewusstem und achtsamem Umgang damit werden wir gerne auf die wertlosen Stoffe verzichten, die die Lebensmittelindustrie uns oft anbietet. Je mehr wir durch Meditation lernen, in uns hineinzulauschen, von der Oberfläche in die Tiefe einzutauchen, desto klarer wird unser Blick für den oberflächlichen Glanz zu Tode gedüngter und gespritzter Gemüse- und Obstsorten oder die feiste Geschmacklosigkeit von Mastschweinen. Wer nach längerer Meditationspraxis selbst nicht mehr vortäuschen will, was nicht ist, wird keine genmutierte Tomate mehr kaufen. Er kann auch ohne chemische Analyse den Geschmack einer in freier Natur gewachsenen, an den Schwierigkeiten der Auseinandersetzung mit Witterung und Schädlingen gereiften Inseltomate von der leeren Wässrigkeit einer »Industrietomate« unterscheiden. Und er wird keiner wissenschaftlichen Belehrung über die Gefahren des Rinderwahnsinns mehr bedürfen, da eigentlich für jeden Menschen klar sein sollte, dass es bereits Ausdruck degenerativen Wahnsinns ist, rein vegetarisch lebenden Rindern zur Mast das Leichenmehl anderer Tiere zu verabreichen.

Wenn Sie die Prinzipien der Achtsamkeit, der Bewusstheit, der Präsenz, der Einfachheit, der Absichtslosigkeit (Freiheit von Ideologie!), der Entspannung, der Langsamkeit, der Ruhe, der Liebe, der Regelmäßigkeit und Disziplin, des Lernens, der positiven Vorstellungskraft, des Lächelns, der Form (Ritual), der förderlichen Rahmenbedingungen und nicht zuletzt des Atems auf den Umgang mit Ihrem Verdauungssystem anwenden, müssen Sie sich keine Sorgen machen hinsichtlich der Auswahl der Lebensmittel und auch der Art und Weise, wie Sie essen (langsam, bewusst, ruhig, regelmäßig etc.).

Nach der Nahrungsaufnahme haben wir vermeintlich keinen so großen Einfluss mehr auf die innere Verarbeitung, Verwertung und Ausscheidung. Doch auch diese hängen weitgehend von unserer Lebensweise, von der Diät im alten Sinn ab. So massieren, beleben und aktivieren viele der genannten Übungen das Verdauungssystem und regen auch die Ausscheidung aus dem Dickdarm an.

Der Volksmund erkennt, dass einem schnell etwas »auf den Magen schlagen« kann, und meint damit sicher keine Stockhiebe. Er weiß auch, das es einem nicht bekommt, wenn man etwas »in sich hineinfrisst«.

Es wird dann damit zu rechnen sein, dass »einem das sauer aufstößt«. Hier klingen die astrologischen Analogien zu Krebs und Stier an. Im weiteren, tieferen Verlauf der Verdauung geht es bei Dünndarmproblemen, wie die Astromedizin weiß, um die Analyse der (metaphorisch ausgedrückt) materiellen Herausforderungen, die da von außen hereingekommen sind, um ihre systematische Aufspaltung, um ihre Nutzung und Verwertung analog zur Jungfrau, 6. Haus und Merkur. Sogar im Alltagsgebrauch sprechen wir davon, ob jemand ein guter oder schlechter »Verwerter« ist. Wer es im Leben an Genauigkeit mangeln lässt, seinen analytischen Fähigkeiten und seiner Gabe, Dinge nutzbringend zu verwerten, der delegiert dieses Unvermögen unbewusst an seinen Dünndarm, der an dieser Belastung leidet.

Am Ende des Verdauungsschlauches wartet der astrologisch dem Skorpion (dem 8. Haus und seinem Herrscher Pluto) zugeordnete, dunkle »Hades«, die »Müllhalde«, der »Keller«, in den wir so gern allerlei Gerümpel einlagern – der Dickdarm. Viele leiden in ihrer häuslichen Umgebung ebenso wie in ihrem »Körperhaus« an Verstopfung. Oft kann man tatsächlich Zusammenhänge herstellen zwischen dem krampfhaften Festhalten an nicht mehr verwertbaren Dingen im eigenen Keller und einer entsprechenden Verstopfung auf körperlicher Ebene. So, wie auf der einen Seite ein kräftiger Hausputz und Abfallentsorgung not täten, wäre – auf den Körper bezogen – vielleicht eine Darmspülung (Einlauf) hilfreich. Auf der seelischen Ebene bedeutet das Abschied nehmen lernen, loslassen. Viele Heilkundige haben sich zu dem Satz bekannt: »Der Tod wohnt im Darm.« Sie sind zu dieser Überzeugung aus ihrer praktischen Arbeit am Patienten gelangt und nicht etwa, weil sie den astromedizinischen Zusammenhang (8. Haus = Todeshaus, Haus der Metamorphose und tiefgründiger Wandlung) gekannt hätten. Um so erstaunlicher ist es, dass das Erfahrungswissen der viele tausend Jahre alten Astrologie zu denselben Schlussfolgerungen gelangt. Die Verweigerung tiefgründiger Wandlungsprozesse im Leben, die Weigerung, Überaltertes herzugeben, der Versuch, auf seinen verdrängten Schlacken sitzen zu bleiben, schlägt auf den Darm. Vielleicht liegt in diesen Denkanstößen eine Hilfe zur Lösung.

Übungen mit besonders unterstützender Wirkung für den Verdauungsapparat

- Das Dantien reiben
  (Bewusste »Behandlung«, liebevolle Zuwendung zu den Bauchorganen, sanfte Massage)

- Energieblockaden lösen
  (Massagewirkung und vermehrte Durchblutung des gesamten Verdauungstrakts)

- Mit dem Becken eine Spirale auf den Boden zeichnen
  (Vermehrte Durchblutung des gesamten Verdauungstrakts)

- Die Käfer im Reisfeld betrachten
  (Massage der Bauchorgane)

- Auf dem Wildpferd galoppieren
  (Massagewirkung und vermehrte Durchblutung des gesamten Verdauungstrakts)

- Die Badehose aus den Brandungswellen heben
  (Massagewirkung und vermehrte Durchblutung des gesamten Verdauungstrakts)

- Mit dem Becken am Boden anpochen
  (Anregung der Dickdarmfunktion, vermehrte Durchblutung der Bauchorgane)

- Die Organe des Verdauungstraktes anlächeln
  (Sehr wirksame, sanfte und liebevolle Zuwendung)

– Heilerde-Kur
  Ein einfacher, völlig unbedenklicher Weg, einem »verstimmten« Verdauungstrakt etwas Gutes zu tun, ist die Einnahme von Heilerde, die Sie in jedem Reformhaus oder Ihrer Apotheke bekommen und nach dem entsprechenden Beipackzettel anwenden.

– Sonnenblumenöl-Kau-Kur
  Diese in der Alternativmedizin hochgelobte und ebenfalls nebenwirkungsfreie Entgiftungsmöglichkeit besteht darin, kurmäßig über mehrere Wochen jeden Tag einen Esslöffel hochwertiges Sonnenblumenöl im Mund so lange zu kauen und zwischen

den Zähnen saugend hindurchzuziehen (mindestens fünf Minuten), bis es fast weiß geworden ist. Dabei kann man manchmal einen Würgereiz verspüren, der auf die Giftstoffe zurückgeht, die dem Verdauungstrakt via Mundhöhle und Zunge entzogen werden. Daher soll das weißlich gewordene Sonnenblumenöl auf gar keinen Fall hinuntergeschluckt, sondern – am besten in die Toilette – ausgespuckt werden.

- Symbioselenkung
  Eine Symbioselenkung hilft, ein aus der natürlichen Norm gefallenes Darmmilieu (unser Zusammenleben mit für die Verdauung hilfreichen Mikroben) von außen wieder ins Lot zu bringen. Dafür werden Stuhlproben in ein Labor geschickt und auf ihre Zusammensetzung hin untersucht. Die fehlenden Bakterienstämme (wie etwa Acidophilus) werden genau abgestimmt, meist in einer Milchzuckermischung, für die Einnahme des Patienten zubereitet.

- Heilfasten und F.-X.-Mayr-Kur
  Strenges Heilfasten nach Buchinger, Lützner, Dahlke oder anderen Fastenspezialisten entschlackt den gesamten Verdauungstrakt, säubert aber darüber hinaus auch all die Ablagerungen und Schlacken, die wir in unserem Bindegewebe eingelagert haben. Diese von kleinen Fastenkrisen begleitete Form genereller Reinigung des Organismus zählt zu den sehr gesundheitsfördernden Maßnahmen. Unser »innerer« Arzt weiß dabei in optimaler Weise, in welcher

Reihenfolge er die Schlacken abzubauen und auszuscheiden hat, was von außen kaum richtig ermittelt werden kann. Die oft gehörten Warnungen vor – auch sachkundig durchgeführten – Fastenkuren kommen meiner Erfahrung nach meist von solchen Kritikern, die selbst gar keine oder nur unzureichende praktische Erfahrung damit gemacht haben.
Die F.-X.-Mayr-Kur ist im Gegensatz zu den oben angesprochenen reinen Tee-/Wasser-/Saft-Fastenkuren eigentlich eher als eine »Schonkost« zu bezeichnen. Sie besteht aus einem circa dreiwöchigen »Fasten«, bei dem man – zusammen mit alten, trockenen Semmeln Milch »sippelt« (dies ist der Fachausdruck für das kleinportionsweise Schlürfen von Milch, um sie mit Semmelstückchen im Mund so lange zu kauen, bis ein Speisebrei entstanden ist). Im Grunde wird durch diese Form babybreiähnlicher Ernährung der Verdauungstrakt geschont, was er zur Regeneration nutzt.

Übungen zur Regeneration der Nieren und ableitenden Harnwege

Allgemeines zur psychosomatischen Bedeutung des Urogenitaltraktes im Organismus

Betrachten wir zu diesem Thema erst einmal, welche Funktion die Organe des Urogenitaltraktes im Organismus haben, denn daraus lassen sich am leichtesten Parallelen zu seelischem Verhalten erkennen. Den Nieren kommt die Aufgabe zu, für das Gleichgewicht von Säure (archetypisch männlich) und Base (archetypisch weiblich) im Blut zu sorgen. Sie sind also als paariges Organ (!) für den diplomatischen Ausgleich männlicher und weiblicher Kräfte zuständig und reagieren dementsprechend »sauer«, wenn dies im praktischen Leben in Beziehungen nicht funktioniert. Partnerschaftskonflikte gehen – so betrachtet – besonders »an die Nieren«. Diese haben aber auch allgemeiner mit dem Thema zu tun, Harmonie und Frieden in der Welt zu finden. So sieht das jedenfalls die Astromedizin, die den Nieren das Waagezeichen (7. Haus und als Herrscherin die Liebes- und Friedensgöttin Venus/Aphrodite) zuordnet. Ist es ein Zufall, dass die Nieren im Lendenbereich liegen, wo der ausgestreckte Körper in der Balance (Waage) ist? So scheint es stimmig zu sein, wenn das der Friedensgöttin zugeordnete Organ neben der Aufgabe des Ausgleichs auch die mit ihrem Gegenspieler, dem Kriegsgott Mars, assoziierte (scharfe) Harnsäure aus dem Organismus ausscheiden hilft. Sie erkennen, wie nahe solche (scheinbar naiven) Assoziationen an die Wahrheit heranreichen. Nun sollten Sie sich fragen, ob Sie in diesen Lebensbereichen Probleme haben, die Ihnen sprichwörtlich »an die Nieren gehen« könnten.

Die Harnblase hat in den allgemeinen Sprachgebrauch Einzug gehalten, wie etwa in dem Ausspruch »Sich vor Angst in die Hosen machen«. Und mit der »Pennälerblase« verbinden wir wie selbstverständlich Prüfungsangst. Interessanterweise kennt auch die traditionelle chinesische Medizin (TCM) einen Zusammenhang zwischen einer energetischen Störung im Bereich des Niere-/Blase-Meridians und dem Gefühl der Angst. Dieser Bereich zeigt uns auf seine Art und Weise auch recht deutlich, wenn wir im Leben angstvoll »Druck ablassen« wollen. Vermeiden (verdrängen) wir dies, so können uns körperliche Symptome im Blasenbereich (der astromedizinisch Skorpion/Pluto zugeordnet ist) darauf aufmerksam machen.

Diese astrologische Zuordnung finden wir auch bei den Geschlechtsorganen. So wie das Tierkreiszeichen Skorpion und sein Herrscher Pluto für das Prinzip des »Stirb und Werde« stehen, für Tod und Abschied einerseits und andererseits für Sexualität, so finden wir auch im Körper diese auf den ersten Blick eigentümliche Verbindung in den Geschlechtsorganen, die sowohl zur Ausscheidung als auch zur Fortpflanzung dienen. Es mag daher nicht verwundern, dass sich Verhaltensstörungen in den entsprechenden Lebensbereichen gerne in »Unterleibssymptomen« manifestieren.

Übungen mit besonders unterstützender Wirkung für den Urogenitaltrakt

- Das glückliche Kind spielt mit dem Luftballon
  (Gleichgewichtsbetonte Übung mit guter Balanceschulung: Niere)
- Im Fischerkahn über den Morgensee
  (Klassische Harmonie- und Entspannungsübung: Niere)
- Mit dem Becken eine Spirale auf den Boden malen
  (Gleichgewichtsübung mit Konzentration auf den Unterleib)
- Den Oberkörper kreisen lassen
  (Regt die Nierenfunktion an und kräftigt in der Lendenwirbelsäule)
- An den Seidenfäden ziehen
  (Harmonie-, Gleichgewichts- und Entspannungsübung: Niere)
- Die Regulation des Qi
  (Harmonie- und Balanceübung: Niere)
- Der Jagdhund auf der Pirsch
  (Wirkt kräftigend auf den Lenden- und Nierenbereich)

- Der Panther schärft die Krallen
(Agressionsabfuhrübung: Niere, Blase)

- Das Baby auf dem Wickeltisch
(Massiert sanft den Nieren- und Beckenbereich, lenkt die Aufmerksamkeit und Zuwendung dorthin, durchblutungsfördernd)

- Die Füße aufstellen und nach rechts und links fallen lassen
(Dehnt und macht die Lendenwirbelsäule beweglich, die Atmung fließt in die Flanken, vor allem nierenwirksam)

- Mit dem Becken am Boden anpochen
(Durchblutungsfördernd für die Nieren und Beckenorgane)

– Trockenbürstungen im Nierenbereich
Dies ist eine alte naturheilkundliche und sehr hilfreiche Methode, die Durchblutung und Funktion der Nieren anzuregen. Man nimmt dazu eine nicht zu harte Bade- oder Massagebürste, wie sie in jeder Drogerie oder Apotheke erhältlich ist, und bürstet damit die Haut in der Nierenregion auf dem Rücken, bis sie sich zum Zeichen guter Durchblutung rötet. Über den sogenannten *cutiviszeralen Reflex*, ein Begriff aus der Head'schen Reflexzonentherapie, werden nicht nur die Haut (lateinisch = *cutis*), sondern auch das darunter liegende Gewebe (*viscera* = lateinisch Gewebe) und damit die Nieren einer verstärk-

ten Durchblutung unterzogen. Wo gute Durchblutung herrscht, ist das Gewebe nicht mangelversorgt und regeneriert.

- Saunabaden
  Das Saunen ist nicht nur als Kreislauftraining hervorragend geeignet, sondern hilft auch zur Entgiftung (über die Haut, das Schwitzen) und entlastet so die Entgiftungsorgane Nieren und Leber. Es ist hervorragend geeignet, Blockaden im Vegetativum abzubauen, was man an der vermehrten Autoregulation des Schwitzmechanismus gerade bei Menschen sehen kann, die anfänglich »schlecht schwitzen« können, aber nach einiger Saunaerfahrung keine Probleme mehr damit haben. Darüber hinaus wirkt es sich im Sexualbereich heilend und entkrampfend aus, und zwar nicht nur wegen der wärmenden Durchblutung der Unterleibsorgane, sondern wegen der entspannenden Selbstverständlichkeit im Umgang mit Nacktheit, die in unserer Kultur so verpönt ist und sich nur kompensatorisch in den Medien »austobt«.

- Trinkkur: Vier Liter am Tag
  Nichts mag der Urogenitaltrakt (besonders die Nieren) so gerne, wie reichliche Wasserzufuhr. Oft leiden die Nieren darunter, dass über lange Zeit gewohnheitsmäßig zu wenig getrunken wurde. Das untere Minimum sind etwa zwei Liter pro Tag. Sie können ja einmal selbst überprüfen, ob Sie diese Menge leicht erreichen. Wenn Sie den Nieren aber einen besonderen Gefallen tun wollen – quasi »eine

Urlaubswoche für die Nieren« –, dann kuren Sie einfach einmal für diesen Zeitraum oder auch länger, indem Sie vier Liter gutes Wasser pro Tag trinken. Das ist zwar für Sie anstrengend, aber für Ihre Nieren sehr positiv; obendrein ist es fast kostenlos, da das Leitungswasser billig und meist qualitativ ebenso gut wie spezielle Mineralwässer ist.

- Maltherapie – Tanztherapie – Musiktherapie
  Diese Therapieformen haben wie die meisten Kunsttherapieformen eine sehr heilsame Wirkung auf die innere Balance und wirken sich dadurch förderlich auf die Nierenfunktion aus.

- Ansteigende Fußbäder
  (»Schiele«-Kreislaufgerät) Diese haben auch eine besonders starke Auswirkung auf die Durchblutung der Organe des Urogenitaltrakts und helfen gerade in der kälteren Jahreszeit den Menschen, die an kalten Füßen leiden. Kalte Füße wirken sich negativ auf die Nieren aus und deuten eventuell auf eine schwache Nierenfunktion hin. Wenn jemand Angst hat, spricht der Volksmund davon, dass derjenige »kalte Füße bekommen« hat, und erkennt damit instinktiv den oben beschriebenen Zusammenhang zwischen dem Nieren-Blasen-Bereich und dem Gefühlszustand Angst (wie die TCM). Sollte der Umkehrschluss erlaubt sein, dass warme Füße uns dabei helfen, angstloser zu werden (und so die Nieren zu entlasten)?

Übungen zur Regeneration des Nervensystems

Allgemeines zur psychosomatischen Bedeutung des Nervensystems im Organismus

Das Nervensystem ist das Kommunikationssystem unseres Körpers; es vermittelt Informationen und damit wichtige Reize zu den Erfüllungsorganen. Es meldet uns sensorisch, wo etwas nicht in Ordnung ist, etwa über das Schmerzempfinden, und gibt uns so die Möglichkeit, entsprechende Hilfsmaßnahmen einzuleiten. Daher wird das vermittelnde Nervensystem (die weiße Nervensubstanz) in der Astromedizin dem Götterboten Hermes/Merkur und seinen Domizilen (primär Zwillinge, sekundär Jungfrau) zugeordnet. Das Zentralnervensystem (graue Nervensubstanz), welches mehr mit der Reizentstehung zu tun hat als mit der Weiterleitung von Reizen, korrespondiert dagegen mit Wassermann (und seinem Herrscher Uranus), was sicherlich auch für den Sinusknoten, der das Herz mit Nervenreizen versieht, gilt. Wenn wir auch noch das labile Wasserzeichen Fische wegen seiner »nervösen Dünnhäutigkeit« dazunehmen, haben wir damit auch die Tierkreiszeichen aufgezählt, für die es besonders förderlich ist, sich die folgenden Übungen zu Herzen zu nehmen. Wie bei allen anderen Organfunktionen leidet auch das Nervensystem vor allem unter einer Über- oder Unterfunktion. Der Volksmund spricht im ersten Fall von »Nerverl« (bayrisch) oder davon, dass einem »die Nerven bloßliegen«, auf der anderen Seite von einer »tauben Nuss«. Er sagt »das nervt mich«, wenn er spürt, dass eine Überreizung droht, oder »jemand ist mit seinen Nerven am Ende«, wenn diese Überreizung schon zu lange andauert.

Es wird sich dagegen sehr positiv auf das Nervensystem auswirken, für das richtige Maß an »Reizklima« zu sorgen. In einer völlig überreizten Gesellschaft wie unsere es ist, in der wir permanent mit Informationen überflutet werden, wird daher erst einmal Ruhe, Selbstbesinnung und Rückzug angesagt sein. Lärmende Technomusik, der »ultimative Kick« beim Bungeesprung oder S-Bahn-Surfen zeugen von der Hilflosigkeit der Menschen mit einem bereits vollkommen abgestumpften Nervensystem. Solche »tauben Nüsse« werden offensichtlich nicht mehr von der wunderbaren Natürlichkeit des Alltäglichen erreicht.

Regelmäßige Meditation ist ein guter Weg, wieder dahin zurückzufinden. Überhaupt ist gerade für das Nervensystem – vielleicht am meisten von allen Organsystemen – ein meditatives Leben in seiner heilenden Wirksamkeit nicht zu überbieten. Es ist gewissermaßen die »nebenwirkungsfreie Droge«, die uns mehr freudvolle »Exstase« oder stilles Glück verspricht, als die Designerdroge »Ecstasy« oder die üblichen Gesellschaftsdrogen Alkohol, Nikotin.

Ich erwähne das nicht als »Purist« und weiß, wie viel schwerer der anspruchsvolle, selbstverantwortliche

Weg ist, über Meditation sein Glück zu finden, als bequem und faul eine Pille einzunehmen. Doch der Unterschied ist offensichtlich: Die Droge zerstört als Preis für ihre Wirkung die Gesundheit, Meditation dagegen fördert sie.

Ich will an dieser Stelle auch mit wenigen Worten auf den häufig gehörten Einwand eingehen, Meditation stelle Weltflucht dar und sei etwas für schwache Persönlichkeiten.

Tatsache ist, dass ein großer Teil des japanischen Top-Managements häufig zu »Retreats« in Zen-Klöster geht, um dort die Kraft zu schöpfen, die ihnen die moderne Leistungsgesellschaft abverlangt. Freilich glaube ich, dass Meditation nicht dazu missbraucht werden sollte, noch besser im Sinne gesellschaftlicher Trends zu funktionieren, die man bei klarem und ruhigem Verstand als zerstörerisch erkannt hat. Persönlichkeiten, wie der vietnamesische Zen-Meister Thich Nhâ Hanh zeigen auf vorbildhafte Art, dass Meditation nicht auf Rückzug im Sinne eines Desinteresses an der Welt gelebt werden muss.

Auf die positiven körperlichen, seelischen und geistigen Einflüsse, die regelmäßiges Meditieren nach wissenschaftlichen Erkenntnissen hat, habe ich bereits oben hingewiesen. Ist es wirklich so bedenklich, wenn man es vorzieht, sanft durch passives Sich-Verweigern Einfluss auf Lebensweisen zu nehmen, die unseren wunderbaren Planeten in mancher Hinsicht schon nahe an den Kollaps gebracht haben? Ich persönlich lege Wert darauf, auch weiterhin Wasser in Trinkqualität in meiner Wohnung zapfen zu können und nicht in Plastikcontainern kaufen zu müssen. Ich würde mich auch sehr darüber freuen, sorgloser zu allgemein erhältlichen Nahrungsmitteln greifen zu können, ohne täglich neue Hiobsbotschaften über Vergiftungsskandale zu hören. Und mir wäre wohl dabei, zu wissen, dass die Tiere, die für unsere Mahlzeiten sterben, davor ein »menschenwürdiges« (artgerecht ist so »interpretationsfähig«, wie uns schlaue Unternehmer lehren) Dasein fristen durften. Zu alldem trägt ein meditatives Leben des Einzelnen bei. In der Summe kann daraus eine Revolution für eine natürlichere, schönere Welt werden.

Übungen mit besonders unterstützender Wirkung für das Nervensystem

In den folgenden Übungen ist die beruhigende (Antistress-)Komponente besonders ausgeprägt. Sie schulen in erster Linie die innere Wahrnehmung, lenken die Bewusstheit auf das »Lauschen zwischen den Zeilen« und stellen damit einen Ausgleich dar für die Überreizung durch die »plappernde«, schrille Außenwelt. Auch steht hier die Wahrnehmung der Feinmotorik im Vordergrund.

- Das Atem-Qi im Dantien sammeln
- Das Qi wecken
- Das glückliche Kind spielt mit dem Luftballon
- Zu Hause im Unendlichen
- Im Fischerkahn über den Morgensee
- An den Seidenfäden ziehen
- Das Nichts begreifen
- Die Regulation des Qi
- Stehen in der Ewigkeit
- ZAZEN
- Der Ballon wird größer und kleiner
- Rekeln
- Aufstehübung
- Yogaschlaf
- Blütenpollen-Kur
  (»Nervennahrung«, wie oben beschrieben)

- Retreats und Exerzitien
  (meditativer Urlaub auf »der Insel«)

- Musiktherapie mit ausgewählten Werken der klassischen Musik
  (am besten langsame Stücke, Largos oder Adagios von J. S. Bach etc.)

Ich hoffe, dass die vielen Beispiele für die positiven Wirkungen unserer Übungen Ihnen dabei helfen, Alltagsträgheit und anfängliche Bedenken möglichst schnell über Bord zu werfen und bald zu beginnen. Ich wünsche Ihnen viel Freude und gutes Gelingen!

ANHANG

Praktische Übungsformen für jeden Tag

Jeweils die erste Morgen- und Abendübung und eine stille Qigong-Meditation sind auf einer zum Buch gehörigen CD angeleitet, die über den Schirner Verlag bezogen werden kann.

Bitte beachten Sie beim Üben mit der CD Folgendes:

- Wählen Sie sich zum Üben einen mindestens vier Quadratmeter großen Platz in einer möglichst schönen Umgebung.
- Sorgen Sie dafür, dass Sie während der nächsten halben Stunde nicht gestört werden.
- Ein ausgeglichenes Raumklima (nicht zu heiß, nicht zu kalt, nicht zu hell, nicht zu dunkel) ist optimal.
- Wenn Sie einen niedrigen Blutdruck und einen eher schwachen Kreislauf haben, kann bei den Morgenübungen das ungewohnte Stehen anfangs unangenehm sein. Es wäre dann gut, kurz vor Beginn der Übung durch Ohrmassage und Körperabklopfmassage den Kreislauf zu stabilisieren.
- Wenn Sie sich schwach fühlen, schwanger sind oder während der Periode sollten Sie bei der Morgenübung die Übung *Energieblockaden lösen* und bei

der Abendübung die *Der Jagdhund auf der Pirsch* durch sanftere Übungen ersetzen, wie etwa *Den Oberkörper kreisen lassen, Mit dem Flammenpfeil mitten ins Ziel schießen* oder eine Lieblingsübung Ihrer Wahl.

- Lesen Sie sich die entsprechenden Übungen vorher noch einmal genau durch und nehmen Sie die entsprechenden Positionen, wie sie im Buch dazu abgebildet sind, vorher einmal ein. Sie können dann die Übung mit der CD leichter durchführen, ohne Angst haben zu müssen, etwas falsch zu machen.
- Programmieren Sie Ihren CD-Spieler so, dass nur die gewählte Übung (1, 2 oder 3) abgespielt und – wenn gewünscht – wiederholt wird.
- Verabschieden Sie sich bewusst von Ihrem Alltag und widmen Sie sich ungeteilt der Meditation.
- Die Wirkung entfaltet sich am besten, wenn Sie die Meditationen am Ende eher länger als zu kurz ausklingen lassen und noch nachspüren. Die Ruhephase im Anschluss ist besonders wichtig.

Und nun viel Spaß!

Morgenübungen

(kurz, circa 15 bis 20 Minuten)

I.

1. Einstimmung mit Naturbild
2. *Frühlingsluft atmen* (Seite 74)
3. *Energieblockaden lösen* (Seite 85)
   (Bitte bei dieser Übung beachten, dass sie bei Schwangerschaft, während der Periode und bei kurz zurückliegenden Operationen im Bauchbereich nicht gemacht werden darf)
4. *Die Brandungswelle* (Seite 98)
5. *Die Regulation des Qi* (Himmel und Erde schweben) (Seite 146)
6. *Stehen in der Ewigkeit* (Taiji-Stand) (Seite 150)
   (Diese Übung ist auf der CD beschrieben!)

II.

1. Einstimmung mit Naturbild
2. *Der Kranich breitet seine Flügel aus* (Seite 90)
   (zwei Minuten Übung, eine Minute nachspüren)
3. *Auf dem Wildpferd galoppieren* (Seite 158)
   (eine Minute Übung, danach setzen und zwei Minuten *Nach hinten abstützen und den Kopf im Nacken rollen*, Seite 174)

4. im Sitzen: *Mit dem Flammenpfeil mitten ins Ziel schießen* (Seite 124)
   (je eine Minute nach jeder Seite)
5. *ZAZEN* (Seite 183)
   (fünf Minuten)

III.

1. Einstimmung mit Naturbild
2. *Den Wasserbüffel am Schwanz zurückziehen* (Seite 119)
   (je drei Minuten nach beiden Seiten, zwei Minuten nachspüren)
3. *Die Käfer im Reisfeld betrachten* (Seite 156)
   (viermal nach links und viermal nach rechts)
4. *Das Qi wecken* (Seite 78)
   (drei Minuten)
5. *Stehen in der Ewigkeit* (Taiji-Stand) (Seite 150)
   (zwei Minuten)

Abendübungen

(kurz, circa 15 bis 20 Minuten)

I.

1. Einstimmung mit Naturbild
2. *Das Atem-Qi im Dantien sammeln* (Seite 82)
3. *Der Flug des Albatros* (Seite 94)
4. *Kniekreisen* (Seite 153)
5. *Der Jagdhund auf der Pirsch* (Seite 161)
6. *Durch die Augen des Drachen blicken* (Seite 179)
7. *Nach hinten abstützen und den Kopf im Nacken rollen* (Seite 174)
8. *Der Yogaschlaf* (Seite 205)
   (fünf bis zehn Minuten)
   (Diese Abendübung ist auf der beigefügten CD dokumentiert!)

II.

1. Einstimmung mit Naturbild
2. *Das Qi wecken* (fünfzehnmal) (Seite 78)
3. *Den Oberkörper kreisen lassen* (zehnmal pro Seite) (Seite 131)
4. im Liegen: *Die Ankerkette* (fünfmal ruhig mit dem Atem abrollen) (Seite 190)

5. *Mit dem Becken am Boden anpochen* (Seite 199) (zwei Minuten)
6. *Der Yogaschlaf* (fünf Minuten) (Seite 205)

III.

1. Einstimmung mit Naturbild
2. *Der Kranich breitet seine Flügel aus* (Seite 90) (mit Vor- und Rückschwingen pro Seite achtmal)
3. *Das glückliche Kind spielt mit dem Luftballon* (Seite 105) (vier Minuten)
4. im Sitzen: *Mit den Händen den Ballon umkreisen* (Seite 166) (vier Minuten)
5. im Liegen: *Das Baby auf dem Wickeltisch* (Seite 193) (drei Minuten)
6. *Der Yogaschlaf* (Seite 205) (fünf Minuten)

Die »lange« Form

(circa 55 Minuten)

Stehend

1. *Das Atem-Qi im Dantien sammeln* (Seite 82)
2. *Frühlingsluft atmen* (Seite 74)
3. *Energieblockaden lösen* (Seite 85)
4. *Die Brandungswelle* (Seite 98)
5. *Der Flug des Albatros* (Seite 94)
6. *Das glückliche Kind spielt mit dem Luftballon* (Seite 105)
7. *Den Wasserbüffel am Schwanz zurückziehen* (Seite 119)

Halbhoch

8. *Die Käfer im Reisfeld betrachten* (Seite 156)
9. *Der Jagdhund auf der Pirsch* (Seite 161)

Sitzend

10. *Mit den Händen den Ballon umkreisen* (Seite 166)
11. *Nach hinten abstützen und den Kopf im Nacken rollen* (Seite 174)

Liegend

12. *Die Ankerkette* (Seite 190)
13. *Mit dem Becken am Boden anpochen* (Seite 199)
14. *Die Füße aufstellen und nach rechts und links fallen lassen* (Seite 197)
15. *Das Baby auf dem Wickeltisch* (Seite 193)
16. *Der Yogaschlaf* (Seite 205)
17. *Aufstehübung* (Seite 210)

Selbstverständlich ist es möglich, sich ganz individuell ähnliche Übungen in Folge zusammenzustellen. Wählen Sie einfach diejenigen aus, bei denen Sie sich am wohlsten fühlen. Um dabei den Zeitrahmen richtig zu setzen, können Sie sich etwa an der CD-Dokumentation orientieren und eher noch mehr als weniger Zeit dafür nehmen.

Literatur

Beck, Charlotte Joko: *Einfach Zen*, München 1995

Cheng Manch'ing: *Dreizehn Kapitel zu T'ai Chi Chuan*, Basel 1986

Csikszentmihalyi, Mihaly: *Flow, das Geheimnis des Glücks*, Stuttgart 1995

Dahlke, Rüdiger: *Krankheit als Sprache der Seele*, München 1992

Dahlke, Rüdiger: *Krankheit als Symbol*, München 1996

Dogen Zenji: *Shobogenzo Bd. 1*, Bd. 2, Berlin 1975

Dong, Y.P., *I Chuan*, Braunschweig 1993

Friedrich, Andreas W.: *Ba Duan Chin*, München 1994

Hackl, Monika: *Hui Chun Gong*, München 1992

Klein, Nicolaus: *Glück und Selbstverwirklichung im Horoskop*, Darmstadt 2005

Klein, Nicolaus: *Partnerschaft im Horoskop*, Darmstadt 2006

Klein Nicolaus/Dahlke Rüdiger: *Das senkrechte Weltbild*, München 1993

Klein, Nicolaus: *Die Systematik des astrologischen Häusersystems*, Darmstadt 2004

Klein, Nicolaus: *Das Arbeitsbuch zur Astrologie*, Darmstadt 2004

Kobayashi, Toyo und Petra: *Einswerden mit dem Tao*, München 1989

Leria, Michael M.: *Street-ZEN*, München 1996

Laotse: *Tao Te King,* München
Nyanatiloka: *Der Weg zur Reinheit,* Visuddhi-Magga, München 1985
Pongratz, Joachim: *Qi-Gong im Alltag,* München 1994
Requena Yves: *Qi Gong,* München 1992
Rahula, W. R: *Was der Buddha lehrt,* Bern 1982
Reps, Paul: *Ohne Worte, Ohne Schweigen,* München 1976
Tahkahashi, Masaru und Brown, Stephen: *Gesundheit durch Qigong,* Basel 1993
Taisen Deshimaru Roshi: *Shinjinmei,* Berlin 1979
Taisen Deshimaru Roshi: *Za-Zen, Die Praxis des Zen,* Berlin 1979
Taisen Deshimaru Roshi: *Zen in den Kampfkünsten Japans,* Berlin
Thich Nhat Hanh: *Das Wunder der Achtsamkeit,* Berlin 1993
Tung Timothy: *Wushu,* München 1981
Watts, Alan W: *Zen-Buddhismus, Tradition und lebendige Gegenwart,* Reinbek 1993
Weissman, Rosemary und Steve: *Der Weg der Achtsamkeit,* München 1994
Zöller, Josephine: *Das Tao der Selbstheilung,* Berlin 1994

Vita des Autors

Nicolaus Klein, geb. 1948, wandte sich nach abgeschlossenem Jurastudium und Rechtsanwaltstätigkeit ganz seiner inneren Berufung, der Beschäftigung mit Philosophie, Psychologie, Esoterik und Spiritualität, zu, die ihn seit seiner Jugend faszinierte. Er konzentrierte sich dabei besonders auf die Themenkreise Astrologie und Meditation (in Stille und Bewegung). Die Astrologie nutzt der als Psychotherapeut (HP), Seminarleiter und beratender Astrologe tätige Autor vor allem als differenziertes Instrument zur Charakteranalyse und zur Erkundung der Bestimmung (Berufung) des Menschen in seiner Eingebundenheit in den Kosmos. Zu diesem Thema gibt es von ihm bislang fünf Bücher, zuletzt »Glück und Selbstverwirklichung im Horoskop«. Der von japanischen und koreanischen Meistern ausgebildete Autor ist seit seinem 19. Lebensjahr Schwarzgurt-(Dan-)Träger in Taekwondo und studierte in seiner weiteren Entwicklung die Zen-Praxis bei dem Rinzai-Zen-Patriarchen Oi Saidan Roshi. Er leitet seit fast 20 Jahren Meditations- und Kampfkunst(Wushu)-Seminare.

Nähere Information zu Arbeit und Seminaren des Autors erhalten Sie über:

KENSHO-Institut
Nicolaus Klein
Gewürzmühlstraße 17
80538 München
Tel.: 089/22 20 96; 0172/8 58 47 29
Fax: 089/2 91 36 88

Einstimmung

- Wir stehen locker und entspannt, schulterbreit, als hingen wir am Scheitel an einem Faden am Himmel.

- Wir krallen uns einen Moment mit den Zehen in den Boden, um uns den Kontakt der Fußsohlen mit dem Boden ganz bewusst zu machen.

- Der Blick liegt ruhig und entspannt im Nichts. Er nimmt alles und nichts (Spezielles) wahr.

- Wir lauschen für einen Moment ins Nichts, als wollten wir neben den Geräuschen, die da im Hintergrund ablaufen, auch den Klang der Welten hören.

- Wir stellen uns vor, in unberührter, idyllischer Natur zu stehen und mit jedem Atemzug frische, reine Frühlingsluft zu atmen.

- Wir entspannen noch einmal ganz bewusst vom Scheitel bis zu den Fußsohlen: entspannte Kopfhaut – Gesichtsmuskulatur – freie, weite Stirn – gelöster Nacken- und Schulterbereich – lockere Arme – die Wirbelsäule hängt an dem Faden, der unseren Kopf nach oben zieht – das Becken kann frei schwingen, wie ein Anker, der an der Ankerkette der Wirbelsäule hängt – die Knie haben etwas Spiel – die Fußsohlen stehen gleichmäßig belastet auf dem Boden, als wären sie in ihm verwurzelt.

- Wir lächeln unmerklich und spüren dabei den Kontakt der Zungenspitze mit dem Gaumen.

Ausklang

- Nach der Übung heben wir die Arme leicht an, bringen etwas Luft unter die Achselhöhlen, und legen die Hände wie auf einem Energiekissen vor dem Dantien in der Luft ab.

- Der Atem strömt ruhig. Wir nehmen die Kraft der Natur um uns in uns auf und fühlen uns glücklich.

- Wir stehen so mindestens zwei Minuten und spüren dabei, wie die Energien im Körper strömen.